세계적인 위장 전문의가 제안하는 평생건강 비결

면역력을 높이는 장 해독법

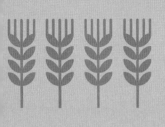
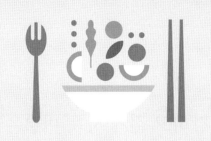
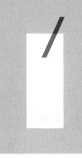

세계적인 위장 전문의가 제안하는 평생건강 비결

면역력을
높이는
장 해독법

신야 히로미 지음 | 윤혜림 옮김

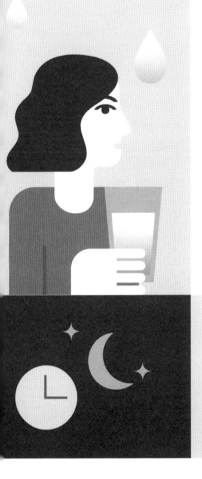
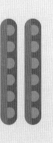
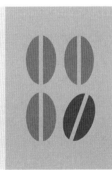
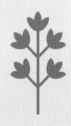

전나무숲

건강하고 젊게 사는 비결은 '장'에 있다

우리 몸의 건강과 젊음은 장(腸)이 쥐고 있다. 그래서 장이 건강해지면 삶이 달라진다. 우리 몸에서 장은 그만큼 중요한 기관이다. 그런데 이 사실을 모르는 사람이 참 많다. 여러분은 어떠한가? 장을 잘 보살피고 돌보기는커녕 심하게 부리고 있지는 않은가?

현대인은 과식이 잦고 육류나 우유·유제품 같은 동물성 식품을 많이 먹는다. 그 때문에 과거에는 드물었던 대장암이나 대장 용종을 비롯해, 현대의학으로도 완치가 어렵다는 궤양성대장염이나 크론병(입에서 항문까지 소화관 전체에 걸쳐 모든 부위에서 발생할 수 있는 만성 염증성 장 질환) 같은 장 질환이 엄청나게 늘었다. 뿐만 아니라 암이나 생활습관병, 알레르기질환을 앓는 사람도 해마다 늘고 있다.

나는 위장내시경 전문의로 일하면서 40여 년 동안 35만 명에 이르는 환자의 장을 관찰했다. 그 경험으로 알게 된 중요한 사실은 장의 상태가 좋지 않은 사람은 온몸에 문제가 있다는 것이었다. 장 건강은 온몸의 건강과 밀접한 관계가 있기 때문이다.

나는 내시경으로 관찰한 장 건강 상태를 '장상(腸相)'이라고 부른다. 개념으로 보자면 관상(觀相)이나 수상(手相)과 마찬가지이기 때문이다.

좋은 장상을 만드는 데, 다시 말해 온몸을 건강하게 만드는 데 필요한 기본 요소는 무엇일까? 해답은 우리가 매일 먹는 식사(음식)에 있다. 내가 날마다 먹는 음식이 내 장상을 만들고 내 몸 전체의 건강을 이루는 바탕이 된다. 몸에 이상을 느끼고 나서야 허겁지겁 병원을 찾는 일이 없으려면 먼저 잘못된 식생활을 고쳐야 한다. 그렇게만 해도 질병을 막을 수 있다.

이와 관련한 구체적인 방법은 내가 제안하는 신야식 식사건강법, 즉 동물성 식품 섭취를 크게 줄이고 효소가 풍부한 신선한 채소와 과일, 도정하지 않은 곡류, 좋은 물을 충분히 섭취하는 신야 히로미의 독자적인 식사법을 실천해서 장을 건강하게 만드는 것이다. 신야식 식사건강법에 대해서는 이 책의 2~4장에서 소개하고 있으니 살펴보고 생활 속에서 습관화하길 바란다.

바빠서 신야식 식사건강법을 적극적으로 실천하지 못하는 분들을 위해서는 우리에게 친숙한 커피를 이용해 몸속의 독소를 배출하는 방법을 별도로 소개했다(1장). 연한 커피를 장에 주입하는 커피 관장법이 그것인데, 관장이라는 말에 거부감을 느낄 수도 있지만 집에서 쉽게 할 수 있고 통증이나 부작용도 적어 매일같이 하는 사람도 내 주변에는 꽤 있다. 커피 관장은 장의 상태를 개선해주기 때문에 변비, 피부 트러블, 기미나 잡티 같은 피부색소침착, 주름으로 고민하는 여성에게 특히 효과적이다.

나는 30년 동안 매일 저녁 식사 후에 커피 관장을 해왔다. 요컨대, 커피 관장은 신야식 식사건강법과 더불어 내 젊음과 건강의 바탕을 이루고 있다. 내가 일본과 미국을 오가며 의사로서 열정적으로 일할 수 있는 건강 비결은 커피라는 의외의 키워드에 있었던 것이다.

이 책의 첫머리에서 커피 관장을 이야기하는 이유는 우리가 살아가는 데 있어서 몸속에 무언가를 '받아들이는 것'보다 몸 밖으로 '내보내는 일'이 훨씬 더 중요하기 때문이다. 이것은 우리가 지식을 습득할 때와 마찬가지다. 아무리 많이 채워 넣어도 정작 나와야 할 것이 나오지 않는다면 아무 소용도 없지 않은가. 인체생리 면에서는 몸속의 노폐물이 말끔하게 제거돼야 비로소 효소의 기능이 활성화되어 소화·흡수력이 강해지고 먹은 것이 효율적으로 에너지로 바뀌게 된다.

몸밖으로 늘 시원하게 잘 내보내야 중요한 것이 몸속으로 자연스럽게 들어올 수 있다. 이것이 활력의 바탕이며, 노화를 막고 건강하게 오래 사는 비결이다.

주변에 변비로 고생하는 사람이 무척 많다. 이들을 보면 몸밖으로 '내보내는 것'이 결코 쉽지 않음을 알 수 있다. 많은 사람들이 몸속 독소 배출이나 해독의 중요성을 강조하지만 실제로 장을 건강하게 하고 충분히 배설하게 하는 효과적인 방법을 제시하지 못하고 있다. 그런 면에서 보면 내가 제안하는 신야식 식사건강법과 커피 관장법은 우리 몸에 쌓인 노폐물을 몸밖으로 효율적으로 내보냄으로써 삶의 질을 바꾸는 최적의 처방이다. 이 방법을 충분히 활용해 적어도 하루에 한 번은 시원하게 변을 보고, 더 나아가 활기 넘치는 삶을 살 수 있기를 바란다.

기분 좋게 '내보내는 것'에서 얻는 해방감을 만끽하는 동안 행복한 삶의 문턱에 성큼 다가서 있을 것이다.

_ 신야 히로미

제2장 피토케미컬로 활성산소를 제거하고 오염된 장을 정화한다

제3장 효소와 물로 생기를 되찾는다

제4장 밥을 바꾸면 장의 상태가 바뀐다

제5장 면역력을 강화하는 7가지 생활 습관

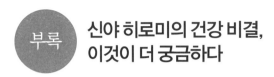

부록 신야 히로미의 건강 비결, 이것이 더 궁금하다

제1장

면역력을 높이려면
장 해독이 먼저다

장은 '제2의 뇌'라고 할 만큼 중요한 기관이다. 이렇게 중요한 장에 문제가 생기면 우리 몸에 여러 가지 이상 증상이 찾아온다. 장 건강을 회복시키는 가장 빠른 방법은 장속에 쌓인 독소를 배출하는 것이다. 신야 히로미는 이를 위해 카페인을 활용하는 커피 관장을 적극 추천한다. 카페인은 이뇨작용, 각성 효과 외에 간의 해독 기능을 돕기 때문이다. 커피 관장으로 몸의 기적을 체험한 사람들의 경험담을 들으면 당신도 커피 관장의 마력에 끌릴 것이다.

카페인을 활용하는
커피 관장으로
건강을 회복한 사람들

 장은 '제2의 뇌'라고 할 만큼 중요
한 기관이다. 이렇게 중요한 장에 문제가 생기면 우리 몸에 여
러 가지 이상 증상이 찾아온다. 장 건강을 회복시키는 가장
빠른 방법은 장속에 쌓인 독소를 배출하는 것이다. 나는 이
를 위해 카페인을 활용하는 커피 관장을 적극 추천한다. 카페
인은 이뇨작용, 각성 효과 외에 간의 해독 기능을 돕기 때문
이다.

내가 일하는 병원을 찾는 환자를 비롯해 많은 분들이 커피

관장을 실천한 후에 그 효과를 이메일이나 편지로 말해주거나 강연할 때 찾아와 체험담을 들려주기도 한다. 그중에서 전형적인 몇 가지 사례를 골라 소개하겠다. 커피 관장으로 몸의 기적을 체험한 사람들의 경험담을 들으면 당신도 커피 관장의 마력에 끌릴 것이다.

변비가 해소되고
체중도 줄었다

30대의 직장 여성 A씨는 일주일에 한 번밖에 변을 보지 못할 만큼 심한 변비로 고생하고 있었다. 그나마 가끔씩 나오는 변도 단단할 때가 많은 데다 억지로 변을 보려다 보니 항문에서 피가 나올 때도 있었다. 그럴 때마다 시판 설사약을 복용했는데 그마저 잘 듣지 않게 되어 복용량만 늘었다. 결국 몸 상태도 나빠지고 마음도 안정되지 않았다.

그러던 중 내 강연에서 커피 관장을 알게 된 A씨는 커피 관장이라면 자신의 심각한 변비 증상이 완화될 수 있을 것이라는 확신이 들었다고 한다. 그래서 급히 관장에 필요한 도구를 마련해서 매일 저녁 식사 후나 잠자리 들기 전에 관장을 했다.

처음에는 방법을 몰라 힘들었지만 몇 번 하는 동안 익숙해져서 매일 한 번씩 관장을 하게 되었다. 그 결과 장에 들러붙어 있던 변이 커피 관장액과 함께 조금씩 나오더니 배 주위가 차츰 가벼워지고 부드러워졌다.

변비가 나은 것 말고도 몸에 또 다른 좋은 변화가 찾아왔다. 가장 두드러진 변화는 아침에 상쾌하게 잠을 깰 수 있게 된 점이다. 몸이 가벼워지고 잠자리에서 기분 좋게 일어날 수 있게 돼서 출근하는 것도 이젠 힘들지 않다고 한다. 커피 관장을 시작한 지 2주 정도 지나서는 불룩 나왔던 아랫배가 들어갔고, 다리와 얼굴의 붓기가 가라앉더니 얼굴의 턱 선이 살아나 딴 사람 같아졌다고 한다. 또 식욕이 생겨 이전보다 먹는 양이 늘었는데도 한 달 사이에 몸무게가 3kg이나 줄었다.

3달 후에는 그렇게 심했던 변비가 없어지고 바나나 상태의 부드럽고 건강한 변을 보게 되었다고 한다.

20년간 시달려온
과민대장증후군에서 탈출했다

　요즘 들어 과민성대장염을 앓는 사람들이 늘고 있다. 40대 초반의 회사원 B씨도 그중 하나다. 과민성대장염의 정확한 병명은 과민대장증후군이라고 한다. 심한 스트레스나 정신적 불안감이 원인으로, 장이 정상적으로 기능하지 못해 심한 설사나 변비가 만성적으로 나타나는 증상을 말한다.

　B씨는 20년 가까이 과민성대장염에 시달려왔다. 특히 출근길에 과민성대장염의 증상 중 하나인 심한 복통이나 변의를 느낄 때가 가장 곤혹스러웠다. 특히 지하철을 타고 가던 중에 갑자기 변의를 느끼면 중간 역에 내려 화장실로 달려가는 일이 다반사였다. 언제 배가 아플지 몰라 늘 긴장하게 되고, 그로 인해 스트레스를 받으면 다시 증상이 악화되는 악순환을 겪고 있었다. 소화기내과에서 진찰을 받았지만 차도가 없어 한약도 먹어보고 심료내과(내과적 증상과 관련되어 나타나는 신경증이나 심신증을 치료 대상으로 하는 진료 과목. 내과적 치료와 심리 요법을 병행한다)를 찾기도 했지만 증상은 여전했다.

　병의 원인이 스트레스에 있을 때 그것을 당장 없애거나 해결하기는 쉽지 않다. B씨처럼 스트레스가 끊이지 않는 사람들은 대개 활력이 부족하고, 일이나 대인관계에서 오는 심적 고통을 스스로 해결할 수 없는 경우가 많기 때문이다.

B씨는 우연히 내 책을 읽고 과민성대장염에서 벗어나 건강해지려면 먼저 장의 상태부터 개선해야 한다는 사실을 깨달았다. 그래서 지푸라기라도 잡는 심정으로 커피 관장을 6개월 정도 지속했고, 그 결과 설사가 차츰 뜸해지더니 출근길에 화장실로 달려가는 일이 점점 줄었다고 한다. 지금도 가끔 심료내과를 찾기는 하지만 이전에 비하면 몸과 마음이 놀랄 만큼 건강해진 것을 체감하고 있다.

B씨에게 한 가지 더 욕심을 내자면, 앞으로는 평소 식생활도 내가 제안한 신야식 식사건강법으로 바꿔나가는 것이다. 병원에서 환자들의 식생활을 조사해보면 과민성대장염을 앓는 사람들 대다수가 육류나 우유·유제품 같은 동물성 식품, 백미나 흰빵 같은 정제된 곡류를 많이 먹는 경향이 있다. 이런 식품들은 장속에 유해균을 늘려서 장의 상태를 나쁘게 만든다.

과민성대장염의 원인이 스트레스에 있다 하더라도 장을 이렇게 악화된 상태로 두면 별것 아닌 사소한 스트레스에도 과민하게 반응하게 된다. '속이 편하다'는 말처럼 장의 상태가 좋으면 정신적으로도 강해질 수 있으며, 평소에 올바른 식생활로 장을 건강하게 만들면 그것이 바탕이 돼서 과민성대장염의 재발도 막을 수 있다.

요요현상 없이 살을 빼고
피부도 좋아졌다

커피 관장으로 장이 건강해지면 미용 효과도 볼 수 있다.

20대 초반의 C씨는 자신의 통통한 체형이 늘 불만이었다. 그러던 중 항상 안색이 나쁘고 기력이 없던 친구가 커피 관장 후에 피부가 깨끗해지고 날씬해진 것을 보고 바로 관장 도구를 마련해서 커피 관장을 시작했다.

바쁜 생활 탓에 처음에는 한 달에 한두 번 정도로 관장을 했는데, 이때는 별다른 변화를 느껴지 못했다고 한다. 그래서 커피 관장을 먼저 시작했던 친구에게 비결을 물었고, 그 친구로부터 "매일같이 관장을 한다"는 말을 듣고 자신도 우선 한

달만이라도 매일 관장을 해보기로 마음먹었다. 그런데 한 달이 지난 어느 날 갑자기 변의를 느껴 화장실로 갔더니 지금까지 본 적이 없는 걸쭉한 변이 한꺼번에 나왔다. 그날 이후로 몸이 가벼워지고 배 주위에 탄력이 생겼다. 게다가 몸무게가 3kg나 줄었다.

식사량을 제한하는 일반적인 다이어트는 몸에 부담을 주지만 커피 관장은 그렇지 않다. 커피 관장으로 장의 상태가 좋아지면 결과적으로 대사가 촉진되어 몸속의 불필요한 지방이 줄어든다. 이런 자연스러운 효과 때문에 요요현상도 일어나지 않는다.

겉보기에 그저 날씬하면 된다고 생각해서 무리한 다이어트를 시도하는 여성들이 적지 않은데, 장을 제대로 관리하지 않은 채 실행하는 다이어트는 오히려 건강에 해가 될 뿐이다. 몸속부터 아름다워져야 한다. 그러려면 신체 내부의 중심에 있는 장 건강부터 챙겨야 한다. 나는 30여 년 동안 매일같이 커피 관장을 해온 덕에 일흔이 넘은 지금도 피부가 곱고 탄력이 있다. 간혹 스무 살은 더 젊게 보는 사람들이 있을 정도다.

나는 피부를 보면 그 사람의 장이 어떤 상태인지 대략 알 수 있다. 평소의 식생활과 배변 상태도 짐작할 수 있다. 장과 피부, 식생활, 배변이 모두 서로 연관돼 있어 하나가 좋아지면 다른 것도 좋아지기 때문이다.

불안과 우울증이 사라지고
성격이 밝아졌다

지금까지 소개한 사례들에는 공통점이 있다. 커피 관장으로 장이 건강해지더니 불안과 초조가 줄어들고 기분이 한결 좋아졌다는 사실이다.

장이 깨끗해지면 마음도 건강해진다. 심한 변비로 고생해본 사람은 알겠지만, 며칠씩 변을 보지 못하면 변이 장속에 그대로 들어 있어 아랫배가 묵직하다. 그것이 질병인지의 여부를 따지기에 앞서 정신 건강에도 좋을 것이 없다. 게다가 두통이나 어깨 결림, 얼굴이나 손발의 부종, 피부 트러블, 생리불순, 알레르기질환도 잘 일어난다. 그럴 때는 아무리 마음을 편하게 먹으려고 애써도 평온한 기분을 유지하기 어렵다.

긍정적으로 사고하는 것은 중요하지만 그것을 스스로에게

강요한다고 해서 부정적인 감정이 사라지지는 않는다. 오히려 자기혐오에 빠질 수 있다. 이럴 때는 마음의 문제를 해결하려고 애쓰기 전에 장 건강부터 살펴야 한다. 장의 상태가 좋아지고 배변 활동이 정상화되면 기분이 밝아져서 저절로 성격도 온화해지고 매사를 긍정적으로 바라볼 수 있게 된다.

물론 성격이 워낙 낙천적인 데다 딱히 장의 상태에 신경 쓰지 않아도 건강하게 사는 사람도 있다. 하지만 그런 사람일수록 조심해야 한다. 평소에 건강하기 때문에 오히려 자신의 몸이 보내는 위험 신호를 제때 알아채지 못하고 장에 엄청난 부담을 주면서 생활하고 있는지도 모른다. 마음 푹 놓고 있다가 갑작스레 큰 질병을 얻는 일이 없으려면 평소 자신의 건강을 과신하지 말아야 한다. 지금이라도 잘못된 식생활을 바로잡고 커피 관장을 실천해서 장을 건강하게 지켜야 한다.

장은 '제2의 뇌'라고 한다. 장은 마음(정신, 의식)과 밀접한 관계가 있기 때문이다. 이렇게 중요한 장 건강은 평소의 식사에 크게 영향을 받는다. 날마다 먹는 음식이 우리의 몸과 마음을 만드는 셈이다. 예를 들어 고기를 먹으면 투쟁심이 생긴다고 하여 운동선수 중에는 의욕을 키우고 시합에 대한 집중력을 높이기 위해 육류를 즐겨 먹는 사람이 많다.

그러나 줄곧 육류 위주로 먹으면 활력과 지구력을 충분히 키울 수 없다. 순발력은 생길지 모르지만 그것조차 오래가지 못하고 정작 중요한 시점에서 집중력을 유지하기 어렵다. 신체적으로만 영향이 나타나는 것이 아니라 정신적으로도 쉽게 불안정해져서 불안과 초조에 시달리거나 우울증이 생기기도 한다.

운동선수에만 해당하는 이야기가 아니다. 어쩌면 우리는 아직 자신의 참된 실력과 매력을 발휘하지 못하며 살아가는지도 모른다. 몸과 마음 모두에 깊이 관여하는 '장'이라는 기관에는 인간의 잠재능력을 꽃피우게 하는 중요한 열쇠가 숨어 있다.

먹는 카페인이
건강을
해친다

커피가 국민 음료로 자리 잡은지 오래다. 거리 곳곳에 커피 전문점이 있고, 건물 구석구석마다 커피 자동판매기가 설치되어 있다. 아침잠을 깨우느라 한 잔, 일하다 기분전환을 위해 한 잔, 식후에 나른함을 쫓느라 한 잔, 친구들과 얘기를 나누며 한 잔. 이렇게 하루에 두세 잔이 넘는 커피를 매일같이 마시는 사람이 적지 않다. 커피가 기호 식품이라도 이처럼 자주 마시는 것은 바람직하지 않다.

커피는 약리 효과가 뛰어나다고 하지만 그것을 제대로 이용하는 사람은 많지 않다. 커피의 약리 효과 중에서 가장 많이 알려진 것이 카페인의 기능이다. 카페인은 졸음을 쫓고 피로를 풀어준다. 또 소변이 잘 나오게 하는 이뇨작용을 하고, 근육의 수축을 촉진해서 운동 기능을 활성화한다.

요컨대 커피의 카페인을 섭취하면 뇌를 포함한 중추신경이 각성하여 신체적·정신적으로 일시적인 흥분 상태가 되는 것이다. 이때는 심장박동이 빨라지고 혈압이 오르는 등의 생리 반응도 쉽게 나타난다. 카페인의 이런 각성 작용은 몽롱하고 나른하던 기분을 맑게 해서 의욕과 집중력을 높이는 데 도움이 되는 것으로 알려져 있다. 아침에 일어나면 습관처럼 커피를 찾는 이유도 카페인의 이런 작용을 이용해서 졸음을 쫓고 상쾌하게 하루를 맞이하고 싶어서다.

그러나 커피는 일종의 흥분제 같은 것이다. 정확하게 말하면 카페인은 식물계에 널리 분포하는 활성 성분인 알칼로이드(alkaloid)의 하나다. 여기서 말하는 활성 성분은 식물이 외부의 적으로부터 자신을 지키기 위해 내는 '독'인 셈이다.

독은 경우에 따라 약이 되기도 한다. 카페인을 잘만 활용하면 위에서 말한 약리 효과를 얻을 수 있다는 말이다. 하지만 커피를 하루에 몇 잔이고 습관처럼 마셔댄다면 그런 효과가 제대로 발휘될 수 있을까.

카페인은 알칼로이드의 일종인 코카인이나 모르핀, 니코틴만큼 독성이 강하거나 의존성이 있는 것은 아니지만 신경을 지속적으로 흥분시켜서 각성되게 하는 점에서는 다를 바가 없다. 소량이라도 커피를 매일 마시면 감각이 조금씩 마비되면서 자극에 둔감해진다. 아무리 의존성이 높지 않다고 해도 그쯤 되면 카페인 중독에 이를 수 있다.

현대인은 가뜩이나 자극이 넘치는 사회에서 짜증과 조바심, 분노, 불안, 우울 같은 자율신경의 문제까지 겪고 있다. 교감신경이 너무 우세하게 작용한 나머지 자율신경의 균형이 크게 무너졌기 때문이다.

이처럼 사람들은 이미 충분히 흥분된 상태로 살고 있다. 그런데도 굳이 커피까지 마셔가며 교감신경을 더 오래 흥분시킬 필요가 있을까. 긴장을 풀려고 마신 커피가 오히려 신체적·정신적 에너지를 소모시켜 생명 에너지의 원천인 효소를 낭비하게 만든다는 사실을 사람들은 알고나 있을까. 실제로 커피를 매일 많이 마시는 사람은 부정맥(심장박동이 불규칙한 증상)이 자주 일어나거나 혈압이나 안압이 오르기도 한다. 또 식욕부진이나 속쓰림 같은 증상이 나타날 때도 있다. 게다가 커피는 장내 유익균에도 나쁜 영향을 미친다.

지금 당장 심각한 증상이 일어나지 않더라도 평소에 커피를 너무 많이 마시면 결국 건강을 해치게 된다.

카페인을 제거하면
커피는 안전할까?

요즘에는 카페인의 유해성을 염려해서인지 카페인 없는 음료를 찾는 사람이 많아졌다. 주로 재스민이나 페퍼민트, 카모마일 같은 허브차를 비롯해 남아프리카가 원산지인 식물 잎으로 만든 루이보스티, 겉보리를 볶아 물에 끓인 보리차 등이 인기다. 이들 차는 몸속 독소를 배출하는 해독 효과가 뛰어나고, 소변이 잘 나오게 하며, 심신의 긴장을 풀어준다고 알려져있다. 자극이 적은 자연 음료이므로 유기 재배된 원료를 위생적으로 가공한 것이라면 적당히 마시는 것도 나쁘지 않다.

커피에도 특수 제법으로 카페인 성분을 제거한 '디카페인 커피'라는 것이 있다. 그런데 디카페인 커피라고 해서 카페인이 전혀 들어 있지 않은 것은 아니다. 커피에는 알려진 것만 해도 27종류나 되는 화학물질이 함유돼 있다. 그중에서 카페인만 제거했다고 과연 우리 몸에 안전하다고 할 수 있을까.

커피의 참맛을 즐기려면 가공품보다는 유기 재배된 커피를 조금씩 마시는 것이 좋다. 아니면 유럽에서 오래전부터 커피 대신 마셨던 민들레 커피를 마시자. 민들레 커피는 민들레 뿌리를 말려서 볶은 뒤에 거칠게 빻은 분말로, 비타민과 미네랄이 풍부하고 혈액을 맑게 하는 효능이 있다고 한다. 더욱이 카페인이 없기 때문에 커피 마시는 분위기를 즐기면서 서서히 카페인 섭취량을 줄이는 데도 유용하다. 이런 점에서 원두에 굳이 불필요한 가공까지 해가면서 만든 디카페인 커피보다 민들레 커피가 훨씬 더 우리 몸에 좋다.

녹차도 카페인의 독성에서 자유롭지 못하다

카페인의 독성을 걱정해야 하는 이유가 또 하나 있다. 카페인은 커피 외의 다른 음료나 식품에도 꽤 많이 들어 있다.

한 가지 예로 녹차가 있다. 의외일지 모르나 녹차 중에는 카페인 함유량이 커피보다 많은 것이 있다. 특히 고급 녹차로 알려져 있는 옥로는 한 잔(100㎖)에 160㎎의 카페인이 들어 있어 한 잔에 40㎎(0.04%)의 카페인이 들어 있는 커피에 비해 카페인 함유량이 무려 4배에 이른다. 일반적인 녹차인 전차(煎茶)와 번차(番茶)도 옥로만큼은 아니지만 각각 100㎖당 약 20㎎과 10㎎의 카페인이 들어 있다.

우롱차에는 20㎎, 홍차에는 커피를 웃도는 50㎎이나 되는 카페인이 들어 있다. 이들 차 종류는 다른 음료에 비해 건강에 좋다는 이미지가 있는 데다 페트병에 담긴 음료로도 판매되기 때문에 오히려 커피보다 마시는 기회가 더 많을 수 있다. 그만큼 카페인을 많이 섭취하게 될 수 있다는 뜻이다.

차에는 카페인 외에 카테킨(catechin)이라는 성분도 들어 있는데, 이것이 우리 몸에 미치는 '해'도 걱정스럽다. 카테킨은 항산화 작용과 살균 작용을 하는 폴리페놀의 하나로 녹차(전차, 번차)에 많이 들어 있다. 보통은 '몸에 유익한 성분'으로 알려져 있지만 임상의의 입장에서 보면 꼭 그런 것만도 아니다. 카테킨이 많은 차를 즐겨 마시는 사람의 위를 내시경으로 보면 위 점막이 얇아지는 위축성 위염이 생긴 경우가 적지 않기 때문이다. 카테킨은 차의 떫은맛 성분으로 타닌(tannin)이라고도 하는데, 이 성분은 뜨거운 물에서 타닌산으로 변한다. 이것이 위 점막에 좋지 않은 영향을 미치는 것 같다. 일본인들은 예부터 위염이나 위궤양, 위암 같은 위 관련 질환을 많이 앓는 것으로 알려져 있는데, 이런 경향은 평소 차를 즐겨 마시는 습관과 어느 정도 연관이 있을 것이다.

차의 카테킨 성분에는 또 다른 부정적인 면이 있다. 스즈카(鈴鹿) 의료과학대학의 가와니시 쇼스케(川西 正祐) 교수는 "카테킨이 세포 내 DNA를 손상시켜 암을 일으킬 가능성이 있다"고 보고한 바 있다.

사실 카페인이나 카테킨의 이런 문제점보다 더 심각한 것은 시중에 나와 있는 차(찻잎)의 대부분이 재배나 제조 과정에서 매우 많은 양의 농약을 사용하는 점이다. 잔류성 농약이 신체에 미치는 해를 생각한다면 차를 무조건 '몸에 좋은 것'으로 보기는 어렵다. 다른 음료보다 건강에 유익할 것이라는 선입견으로 평소에 차를 지나치게 많이 마시지는 않는지 생각해 볼 일이다.

폴리페놀로
먹는 커피의 해를
가릴 순 없다

 커피의 성분 중에서 요즘 들어 카
페인 못지않게 주목을 받는 것이 클로로겐산(chlorogenic acid)
이다. 항산화 작용이 뛰어나다고 알려진 클로로겐산은 커피에
함유된 폴리페놀의 일종으로 커피의 쓴맛과 색, 향기를 내는
물질이다. 녹차의 떫은맛 성분인 카테킨도 폴리페놀의 일종이
지만 상대적인 함유량에서는 클로로겐산에 훨씬 못 미친다.
커피의 클로로겐산 함유량은 녹차의 카테킨 함유량의 약 2배
에 이른다.

이런 수치만 보고 '커피를 마시면 몸에 좋은 폴리페놀을 많이 섭취할 수 있겠구나'라고 생각할 테지만, 문제는 그렇게 단순하지 않다. 커피에 관한 연구나 문헌에서는 실험 결과를 바탕으로 클로로겐산이 당뇨병, 동맥경화, 심근경색과 같은 질병의 위험을 줄인다고 주장하지만 그런 효과도 커피를 적당히 마셨을 때나 얻을 수 있는 것이다. 커피에 몸에 좋은 것이 들어 있어도 너무 많이 마시면 카페인을 과다 섭취하게 되어 몸에 부담만 줄 뿐이다.

커피의 건강 효과는 유기 재배된 질 좋은 커피를 적당히 섭취했을 때 누릴 수 있는 것이지, 패스트푸드를 먹을 때 세트메뉴로 나오는 값싼 원두커피나 인스턴트커피에서 그런 효과를 기대할 수는 없다. 이런 커피들은 원가를 절감하고 생산량을 늘리기 위해 원두에 농약을 많이 사용한다. 원두에는 워낙 해충이 많이 생기기 때문에 DDT(유기염소계 살충제) 같은 독성이 강한 농약을 쓰는 경우도 있다고 한다. 값싼 원두로 만드는 인스턴트커피는 원두를 갈아서 내려 마시는 수고를 더는만큼 풍미가 만족스럽지 못하다.

자동판매기용 캔커피나 커피 음료에는 원료를 따지기에 앞서 백설탕을 비롯해 유화제나 안정제 따위의 첨가물이 많이 들어 있다. 그런데도 사람들이 왜 이런 것을 굳이 찾아 마시는지 나는 도통 이해할 수 없다. 커피의 이런 유해성을 간과한 채 "커피를 마시면 폴리페놀을 섭취할 수 있다"거나 "커피가 건강에 도움이 된다"라고 주장하는 것은 현실성 없는 허황된 이론에 불과하다.

백설탕도
카페인 못지않게
해를 끼친다

차나 커피 외에도 카페인이 많이 들어 있는 음료가 또 있다. 바로 우리가 잘 아는 콜라다. 콜라의 원료는 기업의 비밀이라 자세히는 알 수 없지만 기본적으로 탄산수에 카페인, 백설탕, 그 밖의 첨가물을 섞어 만든다.

목을 타고 넘어갈 때 느껴지는 짜릿하고 상쾌한 맛에 빠져 콜라를 즐긴다면 한 가지 기억해둘 것이 있다. 콜라에 들어 있는 백설탕은 카페인 못지않게 우리 몸에 해를 끼친다는 사실이다. 그러니 건강을 생각한다면 콜라는 되도록 마시지 않는 편이 좋다.

콜라뿐만 아니라 청량음료에는 거의 다 백설탕이 들어간다. 백설탕은 원당을 정제하는 과정에서 미네랄과 비타민을 거의 다 잃어 영양분 하나 없는 설탕의 한 종류다. 이렇게 영양분을 쏙 뺀 백설탕이 들어오면 우리 몸은 물질대사 과정에서 몸속에 있던 미네랄을 가져다 쓴다. 특히 칼슘이 다량으로 쓰인다. 나중에는 뼛속의 칼슘까지 가져다 쓰기 때문에 뼈가 약해지고, 이로 인해 골다공증도 쉽게 생긴다.

칼슘은 뼈를 형성할 뿐만 아니라 신경이나 근육의 기능을 조절하는데도 꼭 필요한 성분이다. 결핍되면 심신의 균형이 무너져서 불안하고 초조해지는 등 정신적으로 불안정해진다. 지나친 각성 작용을 하는 카페인과 우리 몸의 칼슘을 축내는 백설탕의 조합은 요즘 젊은이들의 공격적인 성격과 아무 데나 털썩털썩 주저앉는 무기력함을 만들어낸 주범인 것이다.

카페인은 초콜릿의 원료인 카카오에도 많이 들어 있다. 게다가 초콜릿에는 백설탕도 들어 있다. 카페인과 백설탕의 조합이라는 점에서 초콜릿 역시 많이 먹어서 좋은 것은 못 된다. 어쩌다 기분전환을 위해 한두 조각 먹는 정도로 그쳐야 한다.

이렇게 보면 우리는 카페인이라는 '흥분제'에 둘러싸여 살고 있다. 단순히 커피의 한 가지 성분만 보고 커피가 건강에 도움을 준다고 주장하는 것은 '나무만 보고 숲을 보지 못하는' 꼴이다. 식품들은 저마다 카페인 함유량이 '기준치 이내'라고 하지만 식생활 전체로 보면 우리는 상당한 양의 카페인을 섭취하는 셈이다.

신체적·정신적으로 균형을 유지하려면 커피는 되도록 마시지 않는 편이 좋다. 더 적극적인 방법은 3장과 4장에서 설명하는 대로 장의 상태를 개선하고 생명력의 근원인 효소를 낭비하지 않는 식생활을 하는 것이다.

커피크림과
시럽은
식품도 아니다

 문제는 우유와 유제품 같은 동물
성 식품에만 있지 않다. 커피에 넣어 마시는 커피크림도 건강
에 좋지 않기는 매한가지다.

'크림'이라는 말 때문에 커피크림을 유제품으로 아는 사람
이 많다. 그러나 커피크림은 식물성 기름에 물을 섞고 유화제
와 산도조절제·증점다당류·향료 같은 첨가물을 넣어 우유처
럼 보이게 만든 것일 뿐, 우유나 생크림으로 만든 유제품이
아니다.

처음에는 생크림 대용품으로 쓰였던 모양이지만 값싸고 보존성(첨가물이 들어 있으니 당연하겠지만)이 좋다 보니 어느새 커피와 세트처럼 쓰이게 됐다. 커피를 주문하면 커피크림을 넣겠냐고 꼭 물어오고, 어떤 곳에서는 아예 그릇 같은 것에 수북이 담아놓고 손님들이 원하는 만큼 가져가서 넣게 하기도 한다. 그렇다 보니 자연스럽게 한두 개쯤 커피에 넣어 마실 때가 많다.

식품이란 건 시간이 지나면 상하고 썩는 것이 정상이다. 좋은 식품을 만들려면 시간과 노력을 많이 들여야 하고 그만큼 비용도 많이 든다. 그런데 이렇게 해서 만든 질 좋은 식품이 꼭 겉모양까지 좋은 것은 아니다.

식품첨가물은 이런 당연한 법칙을 무시하고서 무슨 수를 써서라도 다량의 제품을 남김 없이 유통시켜 판매하기 위한 수단이다. 안전성을 따지기 전에 커피크림 같이 첨가물 투성이인 합성식품은 아예 식품이라고 부르지도 말아야 한다. 커피에 생크림 넣는 것도 못마땅한 나로서는 더 이상 커피크림에 대해 말하고 싶지도 않다. 여러분도 몸을 생각한다면 커피크림은 삼가는 것이 좋다.

아이스커피에 넣는 시럽도 문제다. 시럽의 대부분은 청량음료 등에 들어가는 액당이 원료다. 액당은 효소에 의해 전분을 포도당으로 분해하고 그 일부를 다시 효소에 의해 과당으로 만든 액체 상태의 당으로, 과당의 비율이 50% 이상이다. 그렇기 때문에 백설탕 못지않게 체내 흡수가 빨라 혈당치가 급격히 오를 수 있다.

시판되는 아이스커피는 원래 값싼 원두(로브스타종)를 사용하고 부족한 커피 향을 첨가물(향료)로 채우는 것이 보통이다. 이런 커피에 커피크림과 시럽을 넣어 만든 음료를 간편하다는 이유만으로 즐겨 마신다면 우리 몸에 어떤 영향이 미칠까?

나는 이런 건 커피라고 부르고 싶지도 않다.

체질에
맞지 않으면
아예 마시지 마라

  앞서도 말했지만, 커피의 건강 효
과를 충분히 누리려면 유기농 방식으로 재배된 질 좋은 원두
를 직접 갈아서 내려 마시는 것이 좋다. 아니면 그런 양질의
커피를 제공하는 커피 전문점을 찾아 커피 한 잔의 여유를 즐
기는 것도 나쁘지 않다. 그런 습관이 들면 커피로 몸과 마음
의 스트레스를 풀고, 덤으로 건강 효과도 누리면서 집중력을
발휘하는 데 커피를 이용하는 지혜도 생긴다.

그런데 양질의 커피를 내가 원할 때 원하는 곳에서 마실 수

있는 경우는 드문 일이다. 회의 시간에 미리 준비된 커피를 참석한 사람들과 함께 마셔야 할 때도 있고, 약속 장소에서 친구를 기다리며 마지못해 커피 한 잔을 주문할 때도 있다. 그러다 보면 커피가 양질이니 아니니를 따질 수도 없게 된다.

내가
커피를 마시는 방법

그래서 나는 밖에서 커피를 마실 때는 흔히 '아메리카노'라고 부르는 연한 커피를 주문한다. 자주 가는 찻집에서는 아예 뜨거운 물이 담긴 주전자를 가져다 달라고 해서 커피에 적당히 물을 섞어가며 마신다. 커피 애호가들 눈에는 한심하게 보이겠지만, 나는 그들의 시선에 아랑곳하지 않고 그런 방법으로 내 건강을 챙긴다.

그리고 커피에 백설탕이나 커피크림은 넣지 않는다. 달게 마시고 싶을 때 흑설탕을 조금 넣는 정도다. 그러고 보니 커피에 백설탕이나 커피크림을 넣어 마시는 사람이 꽤 많다. 그러는 이유는 커피가 너무 자극(쓴맛)이 강해 우리 입맛에 맞지 않기 때문이다. 그도 그럴 만하다. 커피의 원료인 원두는 열대지방에서 재배되는데, 온난한 기후에서 살아온 우리 몸에 열대 특유의 강한 자극을 가진 식품이 맞을 리가 없다. 커피를 마시면 속이 쓰리거나 메슥거리고 식욕을 잃는 사람이 많은 것도 이 때문이다. 백설탕이나 커피크림을 넣어서 이런 커피의 강한 자극을 줄이는 것은 맛의 공식에는 맞는지 모르지만, 그렇게까지 해서 커피를 마셔야 할까 하는 의문이 생긴다. 찾아보면 커피 말고도 몸에 좋은 마실 것이 얼마나 많은가 말이다.

커피의 쓴맛이 덜한 카페라테나 커피우유, 비엔나커피(휘핑크림을 얹은 커피) 등을 찾는 사람도 많다. 그러나 건강에 좋지 않기로는 커피에 넣는 우유, 커피크림, 생크림도 설탕과 매한가지다. 그 이유가 궁금하다면 우유·유제품이 우리 몸에 어떤 영향을 미치는지를 알아야 한다.

우유,
굳이 마시지 않아도
되는 음료

 우유를 문제 삼는 이유는 커피와 마찬가지로 우유 역시 동양인의 체질에 맞지 않기 때문이다. 위장내시경 전문의로서 미국과 일본을 오가며 수많은 환자들을 진찰했던 경험에서 말하면, 우유·유제품·육류 같은 동물성 식품을 즐겨먹는 사람치고 장이 나쁘지 않은 사람이 없었다.

이유는 간단하다. 동물성 식품은 소화가 잘되지 않기 때문이다. 육류에는 식이섬유가 없는 데다 주로 볶거나 튀겨서 먹다 보니 조리할 때 기름(식물성 기름)을 많이 사용하게 되는데, 그 때문에 소화에 더 큰 부담을 준다. 게다가 육류에는 생활습관병의 원인이 되는 지방이나 콜레스테롤도 많이 들어 있다.

소화도 잘되지 않는 이런 식품을 제대로 씹지도 않고 먹으면 몸속에 저장된 효소(특히 소화효소)가 점점 더 많이 소비된다. 효소는 생명력의 근원이라고 해도 될 만큼 중요한 물질인데, 부족하면 신체적·정신적으로 쇠약해져서 병에 잘 걸리게 된다. 더구나 먹은 음식물이 충분히 소화되지 못하면 장에 쌓여 숙변이 되고, 이것이 대장 용종이나 대장암, 최근 늘고 있는 과민성대장염을 유발하는 것은 물론, 심지어 난치병이라고 말하는 궤양성대장염, 클론병 같은 장 질환으로 이어진다. 이렇듯 식생활에 문제가 있는 사람은 결국 건강에 문제가 생기기 때문에 암이나 생활습관병에도 걸리기 쉽다.

동물성 식품인 우유와 유제품도 마찬가지다. 우유는 본래 송아지가 먹는 것으로, 우유에 함유된 유당이라는 성분을 분해하는 효소(락타아제)가 장에서 더 이상 분비되지 않으면 송아지도 어미젖을 먹지 않는다. 락타아제의 분비가 멈추면 젖을 먹지 않는 것은 포유동물의 몸속에 이미 결정돼 있는 자연적인 작용인 셈이다. 그런데 유독 인간만이 그런 자연적 과정을 무시하고 다른 동물의 젖인 우유를 성인이 돼서도 마시려고 한다. 그 결과 유당이 분해되지 않아서 복통이나 설사 같은 증상이 나타나는 것이다.

우유를 마시면 배탈이 나는 증상을 '유당불내증'이라고 한다. 사람들은 이를 마치 질병처럼 인식하지만 질병이 아니다. 어른이 돼서 우유를 마시면 탈이 나는 것은 당연한 현상임을 뒷받침하는 증거다. 물론 유당불내증이 없는 사람도 있다. 수천 년 동안 유제품을 섭취해온 유럽인 대다수는 우유를 마셔도 아무렇지 않다. 이런 사람들은 우유를 많이 마셔도 속이 불편한 일은 없지만, 우유에 들어 있는 다량의 지방을 섭취하게 된다. 우유의 지방 역시 소화가 잘되지 않는다.

이 밖에도 우유에는 건강에 유익하다고 보기 어려운 여러 가지 문제들이 숨어 있다. 이래저래 우유란 '굳이 마시지 않아도 되는 음료'인 셈이다.

동물성 식품은
다양한 질병의
원인이 된다

 역사를 살펴봐도 우리 민족이 이런 동물성 식품을 일상적으로 먹은 적은 거의 없었다. 우리 조상은 쌀을 비롯한 농작물의 생육에 알맞은 땅에서 살며 풍부한 농산물·해산물과 다양한 종류의 발효식품을 먹고 살았다. 굳이 가축을 키워서 그 가축의 젖이나 고기를 먹을 필요가 없었다. 그렇다고 육식을 주로 해온 서양인들보다 허약하지도 않았다. 거친 음식을 먹고 살았기에 그들보다 더 끈기 있고 부지런했으며, 그 저력을 기반으로 훌륭한 정신문화도 이뤄냈다.

여러분 중에는 "육류는 단백질의 공급원이고 우유는 칼슘의 공급원"이라며 동물성 식품을 영양가 높고 우수한 식품으로 과대평가하는 분이 많을 것이다. 그러나 우리의 전통 밥상에 동물성 식품이 자주 오르기 시작하면서 이런저런 질병들이 늘어났다는 사실을 알면 생각이 달라질 것이다. 이런 현실이 더 이상 악화되지 않으려면 식사와 질병의 상관관계가 어서 명확하게 밝혀져야 한다.

북부 유럽 일대에 토착한 유럽인의 선조는 쌀과 채소, 해산물 등을 먹었던 우리 민족과 사정이 크게 달랐다. 한랭한 기후와 척박한 땅에서 제대로 농사를 지을 수 없었던 그들은 그 땅에서 자라는 목초를 먹여 가축을 기르고 그 가축의 고기를 먹는 목축생활을 하게 되었다. 동물성 식품이 가진 영양가를 따져서가 아니라 생존을 위해 선택한 유일한 방법이었던 것이다.

유럽인이나 그 피를 이어받은 미국인들은 오랜 세월 동안 동물성 식품을 먹어왔기 때문에 육류나 우유, 기름을 사용한 음식에 내성을 갖고 있다. 그런 그들조차 요즘에는 장 질환과 심혈관 질환으로 고통받고 있으며 암이나 생활습관병, 비만을 비롯한 각종 불쾌 증상에 시달리고 있다.

가혹한 자연환경 속에서 생존을 위해 꼭 먹어야 하는 절실하고 필연적인 이유라면 모를까 동물성 식품은 본래 인간의 체질에 맞지 않는 식품인 것이다. 애초부터 먹지 않았더라면 지금처럼 질병이 만연하지도 않았을 것이다.

동물성 식품 위주의 식사와 질병 사이에 인과관계가 있음을 깨달은 미국인들 중에는 채식과 발효식품 위주의 일식이나 한식을 장수식이니 건강식이니 하며 즐겨 먹는 사람이 늘어나고 있다. 미국의 경우는 정부가 나서서 식생활 개선에 힘을 쏟은 보람이 있어서인지 특히 채소 소비량이 꾸준히 상승하고 있다. 또 유제품 대신 식물성 두유를 마시고, 치즈 대신 두부를 먹는 미국인도 많아졌다. 최근에는 커피나 홍차에 우유 대신 두유를 넣은 '소이라테'라는 것이 등장했지만, 이것도 정제 두유를 사용할 때가 많다고 하니 무조건 좋다고만 할 수도 없다.

식탁에서 동물성 식품이 점차 줄어들고 있는 것은 시대의 추세다. 우유나 유제품이라고 예외일 수는 없다. 우유의 성분이나 작용을 따져가며 그 유해성을 논하기에 앞서 인간과 자연의 근본적인 관계를 생각해 몸에 부담을 주지 않는 식생활을 해야 한다.

변비는 장이 이미
오염됐다는
증거다

 꾸준히 커피 관장을 실천해서 장
이 깨끗해지면 몸에 어떤 변화가 나타날까? 맨 먼저 변비가
없어진다. 우리가 맛있게 먹은 음식물은 몸에서 소화·흡수된
후에 몸밖으로 시원하게 나와야 한다. 이 당연한 과정이 자연
스럽게 일어나지 않는 사람들이 많다. 변은 매일 보지만 바나
나 형태의 건강한 변이 나오는 경우가 드문 사람들이다. 원인
없는 결과는 없다. 이들의 생활을 관찰해보면 하루가 멀다 하
고 육류, 우유·유제품 또는 정제된 곡류(빵이나 파스타), 백설탕

이나 유지류가 듬뿍 들어간 과자 같은 '질 나쁜 식사'를 하는 경우가 흔하다.

이런 식품에는 식이섬유가 거의 없고 지방이나 콜레스테롤이 많아 소화가 더디고, 그만큼 장에 변이 쉽게 쌓이게 만든다. 장은 제 힘으로 연동운동(꿈틀운동)을 해서 변을 내보내야 하는 기관인데, 변이 장에 쌓이면 장벽이 두꺼워지고 여기저기에 울룩불룩한 곁주머니(게실)가 생기게 된다. 결국 장속(내강)이 좁아지고 울퉁불퉁해져서 변의 흐름이 나빠지고, 이로 인해 자꾸 변이 장에 쌓이는 결과를 가져온다. 이런 상태가 지속되면 변비로 고생하게 되는 것이다.

음식을 먹고 변을 보지 못하는 상태란 장에 음식물 쓰레기가 가득한 것과 마찬가지다. 음식물 쓰레기를 그대로 두면 악취가 나듯 숙변이 쌓인 장속에서도 유해균이 다량으로 번식해 암모니아나 인돌, 스카톨, 아민류 등에서 유해가스가 나온다. 이런 유해물질은 혈관을 타고 온몸으로 운반되어 세포의 기능을 악화시킨다. 또한 변비가 심해지면 대장암이나 대장 용종 같은 대장 질환이 일어나기 쉽다. 그로 인해 혈액이 오염되고 세포가 상처를 입어 약해지면 암이나 생활습관병 같은 전신 질병으로 이어지는 것이다.

먹는 것을 바꿔야
변이 좋아진다

　서양의학에서는 2~3일 정도 변을 보지 못해도 본인이 불쾌감을 느끼지 않는 이상 질병으로 보지 않는다. 그러나 장은 이미 질병의 온상이 된 상태다. 먹은 것은 12~24시간 정도 지나 배설되는 것이 정상이다. 그러나 육류 중심의 서구식 식생활을 지속하면 그런 자연스런 배변도 더 이상 자연적으로 일어나지 않게 된다. 변을 매일 보더라도 수분이 적어 단단하고 동글동글한 변이 나올 때가 많다.

　혹 변의 색이 검거나 냄새가 심하거나 먹은 것이 다 소화되지 못하고 배설되는 일이 잦을 때는 조심해야 한다. 딱히 불쾌감이 들지 않더라도 장은 이미 쇠약해져서 활동이 둔해졌다는 증거이기 때문이다.

　방귀나 변의 냄새로도 장 건강 상태를 짐작할 수 있다. 으레 방귀나 변은 냄새가 심한 것으로 생각하지만 사실 냄새의 원인인 암모니아나 스카톨, 인돌은 장에 발생하는 대표적인 유해물질이다. 변에서 나는 심한 악취는 평소에 육류, 우유·유제품 같이 장을 오염시키는 식품을 자주 먹었다는 증거도 된다.

변이 정상적이지 않거나 악취가 심하다면 우선 먹는 것을 바꾸는 노력부터 해야 한다. 현미를 비롯한 도정하지 않은 곡류, 채소와 과일, 콩류, 해조류, 발효식품 등의 섭취를 기본으로 하는 식생활을 꾸준히 실천하면 장에 유익균이 많이 번식하게 돼서 변비가 낫고 변이나 방귀에서도 불쾌한 냄새가 나지 않게 된다.

식사와 장의 관계를 무시하고 변비가 심하다고 당장 약을 먹으면 오히려 장에 부담만 주게 된다. 대부분의 변비약은 장을 과도하게 자극해서 강제적으로 연동운동을 일으키기 때문에 일시적으로는 배변 활동이 회복된다. 하지만 약제를 사용한 관장과 마찬가지로 정상적인 배설 기능을 떨어뜨려서 오히려 만성변비로 이어지는 경우가 많다. 그러니 약보다는 먼저 평소의 잘못된 식습관을 고치고 그 과정에서 효과를 높이기 위해 커피 관장을 이용하는 것이 변비를 치료하는 최선의 방법이다.

'좋은 물'로
건강을
지킨다

'한 잔의 커피'만 들여다봐도 현대인이 지닌 식습관의 문제가 고스란히 드러난다. 현대인들은 편리함을 추구하다 결국 식품의 질만 떨어뜨려 놓았다. 자극적인 맛에 길들여진 데다 '보기 좋은 떡'만 찾다 보니 음식을 공들여 만드는 미덕의 가치를 잃은 지 오래다.

커피만 해도 그렇다. 좋은 원두로 정성껏 추출해서 적당히 마시면 몸과 마음의 피로를 풀고 커피의 건강 효과도 누릴 수 있지만, 평소에 여러분이 마시는 커피로 그런 효과를 기대할 수 있을지 의문이다. 흔히 말하는 무늬만 커피인 짝퉁 음료를 마시는 건 아닌지 걱정이 되기도 한다. 커피뿐만 아니라 홍차, 녹차, 청량음료, 우유도 마찬가지다.

이런 이야기를 하면 "그럼 평소에 뭘 마시죠?"라고 물을 것이다. 믿고 마실 만한 것이 없는 세상이라 대답이 궁색해지지만, "뭘 마셔야 건강에 좋죠?"라고 묻는다면 자신 있게 권할 것이 있다. 바로 '좋은 물'이다. 질 좋은 물을 하루에 1.5~2ℓ 정도 충분히 마시면 된다. 너무 많은 듯싶지만 신장에 질환이 있지 않다면 딱히 문제 될 것은 없다. 건강한 성인의 몸에는 그 정도의 물이 필요하기 때문이다.

우리 몸의 60~70%는 수분이다. 수분이 부족하면 세포의 대사가 원활하지 않고 몸속에 쌓인 독소도 제대로 배출되지 못한다. 그로 인해 피부가 건조해지고 노화가 진행되어 결국 질병에 잘 걸리는 체질이 된다. 그러니 되도록 '좋은 물'의 요건을 갖춘 생수를 찾아 아침 기상 후, 점심과 저녁 식사 한 시간 전에 각각 500~750㎖를 마시는 습관을 들이자.

물은 목이 마를 때나 마시면 되는 것으로 아는 사람이 많다. 그런데 목이 마를 때는 이미 너무 늦다. 갈증은 우리 몸이 보내는 위험 신호이기 때문이다. 그런 '물 부족' 신호가 오기 전에 미리 '좋은 물'을 자주 마셔야 건강을 지킬 수 있다.

수분과 물은
구분돼야 한다

그러면 어떤 물이 '좋은 물'일까?

첫째, '좋은 물'에는 염소를 비롯해 몸에 해로운 물질이 들어 있지 않아야 한다. 그렇다면 도시의 수돗물은 거의 다 이 요건에 맞지 않는다. 흔히들 수돗물을 끓이면 유해물질이 모두 제거되는 줄 알지만 그렇지 않다. 염소가 제거된다고 해도 발암물질인 트리할로메탄을 포함해 수십 가지나 되는 유해물질이 대부분 그대로 남는다. 그러니 건강을 위해서라면 수돗물을 그대로 마셔서는 안 된다.

둘째, '좋은 물'에는 칼슘·마그네슘·칼륨·철분 같은 미네랄이 고루 들어 있어야 한다. 또 pH(물 속 수소 이온의 농도)가 약 알칼리성이어야 하며, 물 분자 집단(클러스터)이 작아 몸에 잘 흡수되어야 한다.

그 밖의 '좋은 물'의 요건으로는 경도(단물과 센물을 구분하는 물의 세기. 칼슘과 마그네슘의 양으로 결정된다)가 너무 높지 않아야 하고, 산소와 이산화탄소의 양이 알맞아야 하며, 활성산소를 제거하는 항산화 기능이 있어야 한다.

요즘에는 이런 요건을 모두 갖춘 질 좋은 생수나 산소수가 휴대하기 간편한 형태(페트병)로 판매되고 있으니 가지고 다니면서 자주 마시도록 한다. 그러나 아무리 좋은 물도 너무 차게 마시면 몸이 차가워지면서 면역 기능이 떨어져 오히려 건강에 좋지 않다.

마시는 물뿐만 아니라 밥이나 국에도 '좋은 물'을 쓰는 것이 바람직하다. 그렇게 하려면 아무래도 정화 기능이 우수한 정수기를 가정에 설치하는 것이 좋겠다.

여러분은 이런 '좋은 물'을 하루에 어느 정도 마시고 있는가? 충분히 마시는 것 같겠지만 실제로는 물이 아니라 커피나 차, 청량음료 같은 '수분'을 공급하고 있지는 않은가? 수분에는 물 외에 여러 가지 화학물질과 당분, 첨가물이 들어 있다. 이런 수분을 섭취했을 때 우리 몸은 수분을 물로 여과하는 데만 상당한 에너지를 소비해야 한다. 신체를 구성하는 60조 개의 세포가 활발히 기능하게 하려면 그런 여과 과정이 필요

없는 순수한 물을 자주 마셔야 한다.

평소에 좋은 물을 자주 마시고 있다면 가끔은 잠시 일손을 놓고 질 좋은 커피나 홍차를 적당량 마셔서 기분전환을 하는 것도 좋다. 때론 분위기 좋은 카페에서 차를 마시면서 대화를 즐겨도 활력을 얻을 수 있다. 우리 몸에 물이 왜 필요한지를 정확히 이해하면 몸에 불필요한 부담을 주지 않고 좀 더 건강하게 생활할 수 있다.

커피의
약리 작용으로
몸을 정화한다

 다시 커피 이야기로 돌아가자. 커피
에는 카페인이나 폴리페놀(클로로겐산) 외에도 여러 가지 성분
들이 들어 있다. 이것을 어떻게 섭취하느냐에 따라 커피는 독
도 되고 약도 될 수 있다. 이론은 그렇다치고 실제로 커피를
몸에 유익한 약으로 활용하는 사람이 과연 얼마나 될까?

카페인은 이뇨작용을 하고 각성 효과를 내는 것 외에 간이
하는 해독 작용을 돕기도 한다. 카페인은 대장으로 흡수되어
혈관(문맥)을 지나 간으로 들어가서 쓸개즙을 내는 관(쓸개관)

을 확장한다. 그러면 간에서 해독된 몸속의 독소가 쓸개즙과 함께 장으로 쉽게 배출되고, 장으로 운반된 독소는 마지막에 변과 함께 몸밖으로 나오게 된다. 이러한 독소 배출 과정을 카페인이 돕는 것이다.

그런데 카페인의 이런 해독 효과는 커피를 마시는 방법으로는 얻기 힘들다. 또 카페인이 아무리 간의 해독 작용을 촉진한다고 해도 독소가 배출되기 전 단계에서 장의 상태가 나쁘거나 그곳에 숙변이 쌓여 있으면 독소를 몸밖으로 내보내기 어려워진다. 그 때문에 독소가 장에 그대로 머물게 되고, 그러면 장의 상태는 더욱 나빠진다.

정리해보자.

간의 기능을 돕기 위해서라도 과식, 과음, 스트레스 때문에 악화된 장 건강부터 되찾아야 한다. 장을 건강하게 만들어 간에서 처리된 독소를 원활하게 몸밖으로 배설해야 한다. 하지만 커피를 마시는 방법으로는 그만큼의 효과를 기대하기 어렵다. 그렇다면 어찌해야 하는가? 이 순간이 바로 '발상의 전환'이 필요한 시점이다.

정답은, 먹어서 해결되지 않는다면 몸에 부담을 주지 않을 만큼 희석해서 항문을 통해 직접 장에 흘려 넣는 것이다. 이

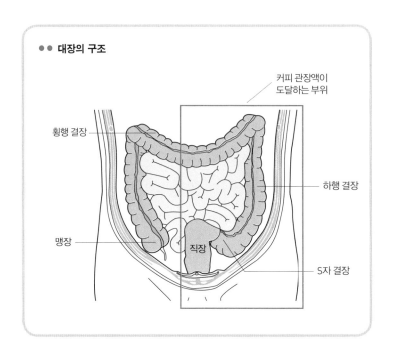

● ● **대장의 구조**

커피 관장액이
도달하는 부위

횡행 결장

하행 결장

맹장

직장

S자 결장

것이 커피 관장의 기본 원리다. 항문으로 주입한 커피가 대장
의 왼쪽 부분(위 그림 참고)에 도달하면 그곳에 쌓인 숙변이나
장내 유해균을 살균해 재빨리 몸밖으로 씻어낸다. 이렇듯 커
피의 약리 작용은 우리 몸이 커피를 어떤 경로로 받아들이느
냐에 따라 장을 건강하게 만드는 매우 효과적인 수단이 될 수
있다.

커피 관장의
70년 역사

커피 관장을 세상에 알린 사람은 '거슨 식사요법'을 창시한 막스 거슨(Max B. Gerson, 1881~1959) 박사다. 독일 태생의 내과 의사였던 거슨 박사는 지금부터 70여 년 전에 식사요법에 의한 독자적인 암 치료법을 개발했다. 그는 환자에게 다량의 채소 주스를 마시게 하고 단백질과 지질, 염분을 제한하는 식사를 하게 했다.

이런 식사요법으로 몸속의 독소를 철저하게 배출해 장과 간의 기능을 회복시킴으로써 암 치료에 큰 성과를 거두게 되었다. 카페인의 약리 작용을 이용해서 장의 상태를 개선하고 이를 통해 간 기능을 강화하는 커피 관장도 이 식사요법의 한 부분으로 실천했던 것으로 보인다.

관장은 고대부터 장을 정화하는 수단으로 쓰였다. 특히 고대 이집트에서는 질병의 원인이 과식에 있다는 것을 알았는지 특권 계층의 사람들이 장을 정화하기 위해 자주 관장을 했다고 전해진다.

그런데 관장에 커피를 사용했던 것은 언제부터일까? 제1차

세계대전 중에 독일에서 한 외과의사가 잠을 쫓기 위해 마시던 커피로 부상병에게 관장을 실시한 결과 치료 효과가 눈에 띄게 좋아졌다고 한다. 독일 괴팅겐 대학 의학부의 메이어 박사와 마틴 휴브너 박사는 이 일화에 흥미를 갖고 커피 관장의 효능을 연구했다. 카페인이 쓸개관을 확장하고 간 기능을 회복시킨다는 사실도 이들이 발견한 것이다.

거슨 박사는 이들의 연구를 바탕으로 자신이 고안한 식사요법에 커피 관장을 도입해 큰 성과를 얻었다. 그러나 대체의학에 대한 이해가 한참이나 부족했던 당시(1930~1940년대)에 주변 의사들의 반응은 차갑기만 했다. 심지어 몇몇 의사들은 "커피 관장은 어떤 걸로 하시겠어요? 크림이나 설탕을 넣어드릴까요?"라는 조롱도 서슴지 않았다고 한다.

이에 굴하지 않고 거슨 박사는 연구를 계속했고, 그가 세상을 떠난 후에도 커피 관장은 세계 여러 곳에 알려지게 되었다. 1981년에 미국에서는 리 와텐버그 박사가 커피의 유효 성분이 혈액의 독소를 분해하는 효소의 작용을 돕는다는 사실을 밝혀냈다. 이를 계기로 많은 의사들이 커피 관장을 연구하게 되었고, 커피 관장을 도입한 엔자임 테라피(효소요법)가 유명해졌다. 내가 일하는 병원이 있는 뉴욕에서는 약을 쓰지 않는 암

의 보조요법으로서 이 효소요법을 이용하는 사람이 늘어나고
있다.

장 건강을
신속하게 개선한다

나는 30여 년 전부터 매일 한두 번씩 커피 관장을 해왔다.
커피 관장은 신야식 식사건강법과 더불어 나의 건강을 지키
는 중요한 수단이다.

간혹 "선생님이 변비로 고생하실 리는 없을 테고, 왜 굳이
커피 관장을 하십니까?"라고 묻는 사람이 있다. 그런데 커피
관장은 꼭 변비가 있어야만 하는 것이 아니다. 딱히 몸 상태
에 별 이상을 느끼지 않더라도 매일 커피 관장을 하면 건강을
지키는 데 도움이 된다.

현대사회에 사는 이상 아무리 식사에 신경을 써도 몸속에
는 미처 소화되지 못한 변이나 유해물질이 쌓이기 마련이다.
이런 변을 그대로 두면 이상 발효돼서 유해가스가 나오고 장

의 상태가 나빠져서 유해균이 쉽게 번식하게 된다. 이로 인해 대장암이나 대장 용종 등이 생기고, 결국 이런저런 생활습관병이나 알레르기질환, 우울증까지 생긴다. 커피 관장으로 장을 깨끗하게 유지하는 것은 곧 몸과 마음의 건강을 지키는 것이다.

거슨 박사가 커피 관장을 시작한 지 벌써 70여 년이 지났다. 그동안 많은 사람들이 커피 관장을 실천했고 그 결과를 통해 몇 가지 주의해야 할 점이 드러났다. 그 하나는 관장액으로 쓸 커피는 질이 좋은 것이어야 한다는 것이다. 질 나쁜 커피로 관장을 하면 원하는 효과를 얻지 못할뿐더러 장의 상태가 더욱 악화돼 결국 건강에 나쁜 영향을 끼칠 수 있기 때문이다. 따라서 커피 관장을 매일 규칙적으로 하려면 유기 재배된 질 좋은 커피를 사용해야 한다.

거슨 박사는 물로 희석한 커피를 관장액으로 사용했지만 커피의 성분 외에 장내 유익균인 유산균이나 식이섬유, 미네랄 같은 유효 성분이 첨가된 관장액을 사용하면 숙변이 쉽게 배설되고 유익균의 수가 늘어나 장내 환경을 개선하는 데 효과적이다. 또 장을 건강하게 만드는 신야식 식사건강법을 실천하는 데도 큰 도움이 된다.

커피 관장,
집에서 간단하게
하는 방법

      지금부터 커피 관장의 구체적인 방

법을 설명한다. 관장이라고 하면 왠지 거부감부터 들지만 실

제로는 생각만큼 복잡하지 않고 시간도 얼마 걸리지 않는다.

먼저 관장액으로 사용할 커피 155㎖를 준비한다. 여기에 따뜻

한 물을 부어 체온 정도(36~37℃)의 커피 관장액 1,000~1,200㎖

를 만든다. 이것을 튜브가 달린 관장용 주머니에 붓고 화장실이

나 욕실에서 170~180㎝ 정도 되는 높은 곳에 걸어둔다.

다음은 허리를 숙이거나 무릎을 꿇은 자세로 튜브 끝의 주

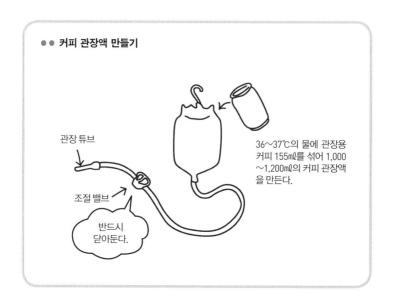

● ● 커피 관장액 만들기

관장 튜브

조절 밸브

반드시
닫아둔다.

36~37℃의 물에 관장용
커피 155㎖를 섞어 1,000
~1,200㎖의 커피 관장액
을 만든다.

입구를 항문에 천천히 밀어 넣는다. 이때 주입구가 잘 들어가
지 않으면 주입구나 항문에 관장용 젤(편집자주: 관장용 젤이 없
을 경우 참기름을 발라도 된다)을 바른다. 주입구가 5~6㎝ 정도
들어가면 튜브에 달려 있는 조절 밸브를 연다. 그러면 커피 관
장액이 천천히 항문을 통해 대장으로 들어가는 것이 느껴질
것이다. 커피 관장액이 다 들어가기까지 2~3분 정도 걸린다.
주머니 속의 커피 관장액이 다 들어갔으면 화장실에서 그대로
배변하면 된다.

처음에는 커피 관장액이 다 들어가기도 전에 변이 나오려고

할 것이다. 그럴 때는 억지로 참지 말고 두세 번에 나누어 해도 된다. 배변도 한 번에 다 끝나지 않을 때가 있다. 그럴 땐 배 주위를 마사지하거나 복식호흡을 하면서 기다리면 배설이

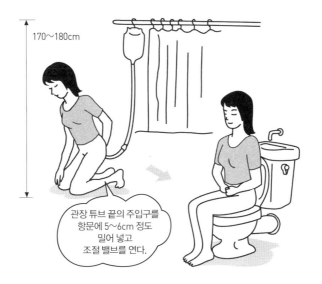

● ● 집에서 쉽게 하는 커피 관장법

170~180cm

관장 튜브 끝의 주입구를
항문에 5~6cm 정도
밀어 넣고
조절 밸브를 연다.

* **편집자주** : 저자가 제안하는 관장법과 달리 시중 약국이나 의료기 상사에서 파는 관장기를 활용, 커피 관장액을 적당한 용기에 담고, 관장 튜브의 주입구에 젤이나 참기름을 바르고 옆으로 누워서 항문에 천천히 삽입하고, 다른 한 쪽은 관장액 용기에 넣은 후 공기주머니를 천천히 눌러가며 관장하는 방법도 있다.

몇 차례 잇따라 일어나기도 한다.

장에 쌓인 숙변은 커피 관장액과 함께 나오거나 시간 간격을 두고 하루에 몇 번에 걸쳐 나온다. 변비가 심하면 커피 관장액만 나오고 정작 나와야 할 변이 나오지 않을 수도 있지만 관장액에 들어 있는 유산균이나 효소, 미네랄이 조금씩 장으로 흡수되면 증상이 서서히 나아진다. 개인차는 있지만 3~6개월 정도 지속하면 장내 환경이 개선되고 배변 활동도 정상으로 돌아올 것이다.

커피 관장은 하루에 한두 번이 기본이다. 익숙해지면 한 번에 전 과정을 15분 정도면 마칠 수 있다. 아침에 일어났을 때나 아침 식사 후, 저녁식사 후, 목욕 후 등 매일 시간을 정해두고 규칙적으로 관장을 하면 배변 활동에도 리듬이 생긴다.

장이 좋아지면
온몸이 건강해진다

내가 식사건강법 외에 커피 관장을 적극 권하고 장을 깨끗이 해야 한다고 여러 번 당부하는 이유는 그만큼 현대인의 장 상태가 매우 나쁘기 때문이다. 40여 년 동안 미국과 일본에서 수많은 환자의 위와 장을 관찰한 결과만 보아도 서구화된 식사로 인해 현대인의 장은 해를 거듭할수록 점점 더 악화되고 있다.

장은 우리 몸의 중앙에 있는 기관이므로 장이 나쁘면 온몸에 나쁜 영향이 미친다. 이것이 막대한 의료비 지출에도 불구하고 질병이 줄지 않고 오히려 난치병만 늘어가는 원인의 하나다. 이런 현실에서 벗어나려면 장을 더 이상 악화시켜서는 안 된다. 내가 제안한 신야식 식사건강법을 식생활의 기본으로 삼고 보조적으로 커피 관장을 하면 체질을 개선하는 효과가 커진다.

그런데 독자 중에는 커피 관장에 의존하면 자칫 장의 배설 기능이 약해지지 않을까 염려하는 분도 있을 것이다. 글리세린 같은 약제를 사용하는 일반적인 관장이라면 그럴 수도 있다. 숙변을 강제로 밀어내기 때문에 장의 배설 기능이 약해지고 관장을 반복하면 장의 점막에 상처가 생기거나 별안간 배가 아프기도 한다.

하지만 커피 관장은 약제를 사용하지 않고 물로 희석한 커피를 관장액으로 쓰기 때문에 꾸준히 하면 웬만해서 나오지 않던 숙변도 쉽게 배설된다. 또 장내 유익균의 활동이 활성화 돼서 이전보다 장의 연동운동이 더 활발해진다. 이런 상태가 유지되면 관장을 하지 않은 날에도 자연스럽게 변을 볼 수 있다.

관장을 그만두었다고 당장 변비가 되는 일은 없다. 커피 관장을 하는 사람들의 장을 내시경으로 관찰하면 장의 상태가 커피 관장을 하기 전보다 훨씬 좋아지고 장의 움직임도 활발해진 것을 알 수 있다.

최근에는 기계를 사용해서 장세척을 하는 병원도 많다. 하지만 기계로 장에 세정액을 주입하면 장 내부의 압력이 높아져서 장벽에 상처가 나거나 곁주머니(게실)의 염증이 악화될 수가 있다. 게다가 여러 번 반복해서 장을 씻어내기 때문에 장 속의 미네랄이 한꺼번에 씻겨 나가게 된다. 또 소장 부근까지 세척되어 영양소를 제대로 흡수하지 못하는 경우도 생긴다.

이에 비해 커피 관장은 안전한 편이다. 기계로 세척하는 것만큼 외압이 세지 않아 장벽에 상처가 나거나 장속의 미네랄이 지나치게 씻겨나갈 걱정이 없다. 또 커피 관장액이 숙변이 잘 쌓이는 대장 왼쪽 부분으로만 들어가기 때문에 소장에서 일어나는 소화·흡수를 방해하지도 않는다. 병원에 다니는 번거로움 없이 가정에서 간단한 방법과 원하는 빈도로 장 건강 상태를 개선할 수 있는 것도 커피 관장의 장점이다.

그러나 커피 관장의 효과에도 몇 가지 아쉬운 점이 있다. 인간의 장은 소장과 대장으로 나뉘고, 대장은 다시 크게 결장(상행결장, 횡행결장, 하행결장, S자결장)과 직장으로 나뉜다. 항문으로 들어온 커피 관장액은 대장 왼쪽에 있는 횡행결장, 하행결장, S자결장, 직장 부근까지 도달한다. 기계로 장을 세척할 때처럼 소장 아랫부분까지 씻어내지 않기 때문에 영양소의 흡수를 방해하지는 않지만 대신 장 건강 상태를 개선하는 데 다소 시간이 걸린다.

커피 관장 후에 배가 더부룩해지는 복부 팽만감을 느끼는 사람도 드물게 있다. 장의 상태가 너무 나빠도 이런 현상이 나타나므로, 그런 증상이 나타나면 일단 관장을 중지하고 상태를 지켜보는 편이 좋다. 걱정이 되면 자주 찾는 병원의 의사와 상담해 내시경 검사를 받도록 한다.

제2장

피토케미컬로
활성산소를 제거하고
오염된 장을 정화한다

피토케미컬과 장은 어떤 관계가 있을까? 장에서 발생한 유해물질은 활성산소의 발생원이 되고, 피토케미컬은 항산화 작용으로 이런 활성산소를 제거하고 동물성 식품의 섭취로 오염된 장을 정화하는 데 도움을 준다. 어느 한 가지 성분에만 의존하지 않도록 유의하면서 매일 채소나 과일을 많이 먹으면 식물이 가진 피토케미컬의 다양한 효과를 누릴 수 있다.

피토케미컬은
암을 예방하는
제7의 영양소다

 오랜 임상 경험을 통해 효소와 미
네랄, 비타민의 고른 섭취가 장의 상태를 개선하고 심신의 건
강을 향상하는 데 반드시 필요하다는 것을 알게 되었다. 그런
데 장을 건강하게 하는 데 도움이 되는 유효 성분은 그뿐만
이 아니다.

제7의 영양소라 불리는 피토케미컬(phytochemical, 식물성 화
학물질)도 그중 하나다. 피토케미컬이란 식물의 향기나 색, 매
운맛, 쓴맛 등을 내는 성분을 통틀어 이르는 말이다. 여러분

이 잘 아는 폴리페놀류를 비롯해 카로티노이드, 후코이단, 베타글루칸 등의 다당류, 담색 채소에 풍부한 유황화합물 등으로 분류된다.

피토케미컬은 알려진 것만 해도 900종류가 넘고, 실제로는 1만 종류가 넘는다고 한다. 자연계에 존재하는 식물의 수만큼 다양한 종류의 피토케미컬이 존재하는 셈이다.

1980년대 미국의 국립암연구소에서는 암 예방에 효과적인 물질을 조사했는데 이때 '채소나 과일을 많이 먹는 사람은 암에 잘 걸리지 않는다'는 것이 증명되었다. 채소와 과일의 어떤 성분이 암 예방에 효과가 있는지를 낱낱이 조사한 결과 900종류 이상의 피토케미컬의 존재가 밝혀졌다. 이를 계기로 피토케미컬의 효능이 주목받게 되었다.

이 연구 결과를 바탕으로 미국에서는 1990년대부터 채소와 과일의 섭취를 늘리고자 정부와 국민이 나서서 하루에 다섯 접시 이상의 채소와 과일을 먹자는 '5-A-DAY(파이브어데이)' 운동을 벌였다. 이런 노력 덕분에 미국의 채소 소비량은 해마다 늘어났고, 암 환자 및 암으로 인한 사망자의 수 역시 1990년대부터 감소하기 시작했다. 이를 통해 암이 식품과 얼마나 깊은 관련이 있는지 밝혀지면서 암 예방의 '공로자'인 피토케미컬이 새로운 영양소로 떠오르게 되었다.

　이제 영양소에는 우리가 잘 아는 탄수화물, 단백질, 지질(지방), 비타민, 미네랄의 5대 영양소와 더불어 식이섬유가 '제6의 영양소'로, 피토케미컬이 '제7의 영양소'로 자리매김하게 되었다. 섭취량만 보면 탄수화물, 단백질, 지질의 3대 영양소가 대부분을 차지하지만 섭취량이 적은 비타민이나 미네랄, 피토케미컬도 건강을 지키려면 꼭 있어야 한다. 또 이들 영양소만으로는 건강을 지키기에 충분하지 않다는 점에서 나는 영양소의 개념을 좀 더 넓혀 '효소'와 '물'도 포함시켜야 한다는 생각이다.

식물의
생명활동을 돕는
'숨은 일꾼'

피토케미컬은 5대 영양소와 달리 일상에서 요구되는 에너지 대사에는 꼭 필요하지 않지만 매일 섭취하면 세포의 노화를 막고 질병에 잘 걸리지 않는 체질을 만드는 데 도움이 된다. 이런 이유로 피토케미컬을 '기능성 영양소'라고 부르기도 한다.

그런데 피토케미컬은 주로 어떤 일을 할까? 요즘 화제가 되고 있는 폴리페놀부터 살펴보자. 폴리페놀은 식물의 색소에 관여하는 성분인 플라보노이드계와 그 밖의 비플라보노이드계로 크게 나뉜다.

플라보노이드계의 대표적인 성분은 포도·블루베리·차조기 등에 많은 안토시아닌, 대두의 이소플라본, 차의 카테킨 등이다. 비플라보노이드계의 대표 성분은 깨의 세사민과 세사미놀, 차의 쓴맛 성분인 타닌, 커피의 클로로겐산, 울금의 커큐민 등이다. 이런 성분들은 폴리페놀의 극히 일부에 지나지 않는다. 넓게 보면 폴리페놀은 거의 모든 식물에 들어 있다고 해도 지나치지 않다.

다음으로 살펴볼 카로티노이드는 식물의 색소 성분의 하나로, 기름에 녹는 성질(지용성)이 있다. 대표적인 것이 당근과 단호박의 주황색 색소 성분인 베타카로틴, 토마토와 수박의 붉은색 색소 성분인 리코펜, 홍피망과 고추의 붉은색 색소 성분인 캅사이신, 옥수수와 브로콜리, 시금치의 노란색 색소 성분인 루틴 등이다.

다당류에는 해조(다시마, 미역, 큰실말 등)의 미끈거리는 성분인 후코이단, 버섯류의 베타글루칸, 콩이나 허브류의 사포닌, 사과나 그레이프프루트의 펙틴 등이 있다. 아미노산 계열에는 식물성 식품은 아니지만 어패류에 많은 타우린 등이 있다.

그밖에 양파·마늘·양배추 등의 유황화합물, 향기 성분의 하나인 생강의 진저롤과 감귤류의 리모넨 등 다 열거하자면 끝이 없을 정도다.

피토케미컬은 이름 그대로 식물의 생명활동을 다양한 형태로 돕고 지켜주는 '숨은 일꾼'인 것이다.

●● **피토케미컬의 종류 및 대표 식품**

피토케미컬의 종류			대표 식품
폴리페놀	**플라보노이드계**	안토시아닌	포도, 블루베리, 차조기
		이소플라본	대두
		카테킨	차
	비플라보노이드계	세사민과 세사미놀	깨
		타닌(쓴맛 성분)	쓴맛 나는 차
		클로로겐산	커피
		커큐민	울금(생강과의 식물)
카로티노이드		베타카로틴(주황색 색소 성분)	당근, 단호박
		리코펜(붉은색 색소 성분)	토마토, 수박
		캅사이신(붉은색 색소 성분)	홍피망, 고추
		루틴(노란색 색소 성분)	옥수수, 브로콜리, 시금치
다당류		후코이단 (해조류의 미끈거리는 성분)	다시마, 미역, 큰실말
		베타글루칸	버섯류
		사포닌	콩, 허브류
		펙틴	사과, 그레이프프루트
아미노산 계열		타우린	어패류
기타		유황화합물	양파, 마늘, 양배추
		진저롤(향기 성분)	생강
		리모넨(향기 성분)	감귤류

뛰어난 항산화 작용으로
젊음과 건강을
지켜준다

 피토케미컬은 우리 몸에 어떤 작용을 할까? 앞서 피토케미컬의 항암 작용을 언급했는데, 항암 작용은 넓은 의미에서 항산화 작용으로 볼 수 있다. 식물에 존재하는 무수한 종류의 피토케미컬은 사실 식물이 혹독한 자연환경에서 생장하기 위해 가진 생체 방어 본능이다. 식물은 동물과 달리 움직일 수 없기 때문에 피토케미컬로 제 몸을 보호한다.

자외선은 식물의 생장을 방해하는 요소 중 하나다. 식물이 자외선에 그대로 노출되면 다량의 활성산소(프리라디칼)가 발생하기 때문에 세포가 손상되어 생장에 나쁜 영향을 미친다.

피토케미컬의 일종인 폴리페놀이나 카로티노이드 같은 색소 성분은 이런 활성산소의 폐해를 막는 항산화 작용을 한다. 식물이 쓴맛 성분인 카테킨이나 타닌처럼 독특한 성질의 폴리페놀을 가진 이유는 쓴맛이나 매운맛, 나쁜 냄새를 내서 벌레에게 먹히지 않기 위해서다. 나무껍질이나 열매가 벌레나 작은 동물 때문에 상처를 입으면 그것을 복구하거나 살균하는 것도 폴리페놀, 즉 피토케미컬이 하는 일의 하나다.

다시 말해 우리가 식물을 키워서 그것을 먹고 생명을 유지하는 것은 식물이 가진 다종다양한 피토케미컬의 기능, 즉 항산화 작용을 우리 몸이 받아들이는 것이다. 채소나 과일을 먹으면 젊음과 건강을 유지할 수 있는 데는 효소, 비타민, 미네랄, 식이섬유 외에 피토케미컬이 기여하는 바가 크다.

그런데 피토케미컬과 장은 어떤 관계가 있을까? 장에서 발생한 유해물질은 활성산소의 발생원이 된다. 피토케미컬은 항산화 작용으로 이런 활성산소를 제거하고 동물성 식품의 섭취로 오염된 장을 정화하는 데 도움을 준다. 단, 피토케미컬을 섭취하려면 농약이나 화학비료를 사용하지 않은 신선하고

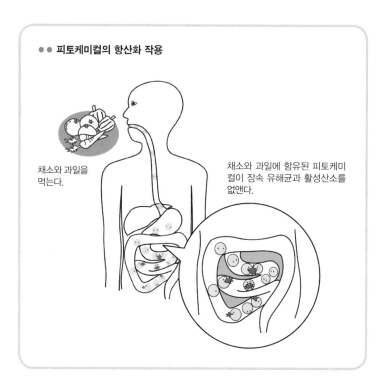

●● 피토케미컬의 항산화 작용

채소와 과일을
먹는다.

채소와 과일에 함유된 피토케미
컬이 장속 유해균과 활성산소를
없앤다.

생명력이 강한 재료를 골라야 한다.

카테킨이 항산화 작용을 한다고 해서 차를 너무 많이 마시
면 오히려 위 점막이 손상될 수 있다. 어느 한 가지 성분에만
의존하지 않도록 유의하면서 매일의 식사에서 채소나 과일을
많이 먹으면 식물이 가진 피토케미컬의 다양한 효과를 누릴
수 있다.

유해물질에 의한
장내 오염을
막는다

　　　　　　　　　장이 깨끗해야 한다는 것을 거듭
강조하는 이유는 장을 정화하는 것이 현대인이 겪는 암이나
생활습관병, 비만, 알레르기질환, 우울증 같은 다양한 질병의
치료에 도움이 되기 때문이다.

　문제는, 현대의학에서는 그런 질병을 개별적으로 진단해 각
각의 전문의가 독자적으로 치료한다는 점이다. 당장 눈앞에
보이는 증상이 좀 누그러졌다 싶으면 다 나은 것으로 보고 다
소의 부작용은 대수롭지 않게 여긴다. 각 장기가 유기적으로

연결돼 있다는 사실을 그다지 중요하게 생각하지 않기 때문에 몸의 각기 다른 곳에 질병이 생기면 관련성을 따지려고 하지 않는다. 그러나 환자의 질병을 근본적으로 치료해서 건강을 되찾게 하려면 장기나 환부별로 대증요법에 따라 치료하는 종래의 의료 방식은 반드시 개선돼야 한다.

이를 위해서는 우리 몸 전체를 하나의 생명으로 보는 전체론적 관점이 필요하다. 이 전체론적 관점의 핵심은 바로 '장'이다. 불규칙한 식사와 스트레스 따위로 장 건강이 악화되면 먹은 것이 제대로 소화·흡수·배설되지 못하고, 그 폐해는 혈액을 타고 온몸으로 고스란히 전해진다. 이렇듯 장에 생기는 문제는 단순히 장에서만 끝나지 않는다. 피부가 거칠어지고, 손발이 붓고, 자율신경의 기능이 균형을 잃는 등 몸 이곳저곳에 불쾌 증상이 나타난다.

게다가 요즘은 환경오염이 심각해진 탓에 옛날보다 유해 화학물질이 몸속에 더 쌓이기 쉽다. 식품첨가물, 의약품, 화장품, 농약 등에 함유된 유해 성분을 직접 또는 간접적으로 흡수하면 수은, 납, 카드뮴, 비소, 알루미늄 같은 유해 광물이나 다이옥신, 포름알데히드, 폴리염화바이페닐(PCB) 등의 합성화합물이 장을 비롯한 여러 기관에 쌓여서 기관이 제 기능을 못하게 되는 것으로 밝혀졌다.

이런 유해물질은 흡수량이 매우 적어서 건강에 미치는 영향이 한번에 드러나지 않는다. 그 결과 오랜 시간 동안 몸속에 조금씩 쌓이면서 서서히 우리의 몸과 마음을 좀먹는다.

가장 큰 문제는 장의 오염이다. 유해물질이 장에 쌓이면 활성산소의 발생량이 많아지기 때문에 유해균이 쉽게 번식한다. 동물성 식품의 과다 섭취로 독소가 쌓이기 쉬운 현대인의 장은 엎친 데 덮친 격으로 유해물질에 의해 또다시 손상을 입는 것이다.

배설은 가장 중요한 유해 독소 배출법

유해 화학물질이 우리 몸에 얼마나 나쁜 영향을 끼치는지 수은을 예로 들어 설명하겠다. 수은은 원래 자연계에 존재하는 금속 원소(광물)의 하나로 그 강한 독성은 고대부터 잘 알려져 있었다. 수은은 1960~1970년대의 경제 성장기에 공장의 제품 제조 과정이나 방부제, 농약, 화학약품의 원료 등으로 많이 쓰였다. 그 결과 토양이나 해수가 급속하게 수은으로 오염되기 시작했다.

무엇보다 심각한 것이 해양 오염이다. 바닷물에 섞인 수은을 플랑크톤이 먹고, 그 플랑크톤을 물고기가 먹고, 그 물고기를 사람이 먹게 된다. 평소에 생선을 즐겨 먹는 사람들은 이런 먹이연쇄 과정을 통해 농축된 수은을 섭취하게 된다.

몸속에 수은이 쌓이면 과거 일본에서 발생했던 미나마타병처럼 중추신경계에 심각한 장애가 와서 감각장애나 사지마비, 두통, 심하면 뇌성마비까지 생길 수 있다. 그 때문에 2003년에 일본의 후생노동성은 임신부를 대상으로 금눈돔, 상어, 고래, 황새치의 섭취를 주 2회 이하로 제한할 것을 권고했다. 하지만 그런 어류보다 참치나 방어, 가다랑어 같은 대형 회유어의 수은 농도가 더 높은 것으로 알려져 있다.

참치나 방어를 어느 정도 먹어야 위험한지는 아직 확실히 밝혀지지 않았지만 몸속에 축적된 수은이 신경계에 장애를 줄 가능성은 부정할 수 없다. 특히 임신부는 본인보다 태아의 건강을 더 불안해한다. 초밥이나 회로 대형 어류를 먹는 기회를 줄이고 평소에는 수은 농도가 낮은 연어, 전갱이, 정어리 등을 먹는 것이 현명하다.

수은 외에도 과거 일본에서 발생했던 이타이이타이병의 원인이었고 공장 배수에 섞여 토양을 오염시키는 카드뮴, 수도관에서 녹아 나와 신경성질환·빈혈·정서불안 등을 일으키는 납, 살충제나 제초제 등에 함유된 발암성이 강한 비소 등 우리 주변에는 건강을 위협하는 유해한 원소(광물)가 다양한 형태로 도사리고 있다.

앞에서 말했듯이 이런 미량 원소를 섭취했다고 당장 몸에 이상이 나타나는 것은 아니지만 그런 위험을 인식하지 못한 채 생활하면 독소는 우리 몸속에 점점 더 많이 쌓이게 된다. 게다가 한 번 쌓이면 배출도 잘되지 않아 대부분은 몸속에 그대로 남는다.

우리 몸은 평소에 배설(배변, 배뇨)이나 발한 등으로 유해 독소를 배출하고 있는데, 그중에서 가장 큰 비율을 차지하는 것이 배변이다. 배변은 몸에서 일어나는 자연스러운 작용이라 무시하기 쉽지만 배변이 원활하지 못하면 원래부터 배출이 잘 안 되는 유해 광물은 해독하기가 더 어렵다.

이 같은 상황을 정확히 이해해 평소에 올바른 식습관을 갖고 자신에게 알맞은 강도의 운동으로 땀을 흘리도록 애써야 한다. 여기에 커피 관장을 추가해 장을 깨끗하게 지켜야 한다.

솔직히 말해서, 영양학에서 흔히 말하는 '영양소를 균형 있게 섭취하는 것'만으로는 악화된 장을 개선하고 몸과 마음의 건강을 되찾기엔 역부족이다. 특히 지금부터 아이를 가지려는 여성이라면 되도록 빨리 장에 쌓인 유해물질을 배출해야 한다. 피로가 잘 풀리지 않거나 기운이 나지 않고 변비가 심하다면 더 주의해야 한다. 건강한 아기를 낳기 위해서나 여러분 모두가 활력을 되찾고 하루하루 생활에 충실하려면 장을 깨끗이 해서 장내 환경을 개선해야 한다. 커피 관장과 피토케미컬의 섭취가 그 해답이다.

제3장

효소와 물로
생기를 되찾는다

최근 영양학에서는 5대 영양소 외에 제6, 제7의 영양소로 식이섬유와 피토케미컬을 주목하고 있다. 하지만 정작 중요한 효소의 개념은 아직 빠져 있다. 지금부터라도 효소의 역할을 알고 그에 관한 새로운 영양 지식도 갖춰야 한다. 물 또한 생명활동에 없어서는 안 될 중요한 물질이다. 그런데도 현대 영양학은 물을 그저 '물 보듯' 한다. 어떤 물을 어떻게 얼마만큼 마셔야 좋은지, 그것이 우리 몸에 어떤 영향을 미치는지, 물을 이용해 건강을 유지할 수 있는 구체적인 방법은 무엇인지를 알아본다.

우리는 '먹는 것'으로
생명을
유지하고 있다

 날마다 건강하고 활기차게 생활하려면 무엇보다 장이 건강해야 한다. 장 건강은 정신 건강을 포함해 전신 건강으로 이어진다.

우리 몸에 있는 모든 기관은 유기적으로 연결돼 서로 영향을 주고받는다. 그중 가장 핵심적인 기관이 장이다. 가정에서 간편하게 장을 정화할 수 있는 커피 관장을 권하고 피토케미컬의 항산화 작용을 강조하는 이유는 단순히 장이라는 하나의 기관만 건강하게 하기 위해서가 아니다. 장의 상태가 좋아지면 온몸이 건강해지고 쇠약해진 생명력도 되살아날 수 있기 때문이다.

거듭 말하지만 장 건강은 '매일 먹는 식사'에 달려 있다. 커피 관장을 하고 피토케미컬을 적극적으로 섭취해서 장이 건강해지고 몸 상태가 좋아졌다면 그동안 소홀했던 매일의 식사에 더 신경을 써야 한다. 자신의 건강에 관심을 가져야 비로소 활기차고 쾌적한 삶을 누리기 위한 의식의 전환도 가능해진다.

요즘에는 신체적 기능의 저하뿐 아니라 우울증 같은 '마음의 병'까지 늘어나 사회를 이끌어가야 할 사람들조차 갖가지 심신의 불안을 안고 사는 경우가 많다. 이런 상황에서 벗어나기 위해 사람들은 자기계발이나 발상의 전환을 촉진하는 책을 읽고 이런저런 강연을 듣는다. 하지만 그 내용이 아무리 뛰어나도 정작 자신의 장 건강에 무관심하면 제 몸과 마음을 다스릴 수 없게 되고, 결국 필요한 의욕이나 행동력을 제때에 제대로 발휘할 수 없게 된다.

이 책을 계기로 '먹는 것으로 내 생명을 지키고 있다'는 당연한 사실을 다시 한번 깨달았으면 한다. 건강해야 의욕도 생기고 좋아하는 일에도 몰두할 수 있지 않은가.

7대 영양소만으로는
생명력을
탄탄히 키울 수 없다

 현대 영양학에서는 단백질, 탄수
화물, 지질, 비타민, 미네랄의 5대 영양소를 고루 섭취해야 한
다고 하지만 그것만으로는 날마다 활기차게 생활할 수 있는
생명력을 키우기에 부족하다. 이들 영양소를 소화하고 흡수
해 에너지로 바꾸려면 체내 효소가 활동해야 하기 때문이다.
이런 관점에서 효소의 기능을 살펴보기로 한다.

효소는 생명 활동의 다양한 반응에 관여하는 물질이며 단
백질로 구성되어 있다. 효소는 크게 소화효소와 대사효소로

나뉘는데, 종류는 알려진 것만 해도 5천여 가지에 이른다. 우리가 숨 쉬고, 먹고, 생각하고, 몸을 움직여서 건강하게 활동할 수 있는 것은 이들 효소가 촉매(자신은 변화하지 않으면서 다른 물질의 화학 반응을 매개해 반응 속도를 조절하는 물질) 역할을 하기 때문이다.

이를 다른 관점에서 생각하면, 아무리 몸에 필요한 영양소를 공급하더라도 우리 몸에 있는 효소를 그저 쓰기만 해서는 공급된 영양소를 소화·흡수하거나 대사해 에너지로 전환하기가 힘에 부치고 마침내 생명력이 약해지니 영양소를 섭취하듯 효소도 섭취해야 한다는 의미가 된다.

최근 영양학에서는 5대 영양소 외에 제6, 제7의 영양소로 식이섬유와 피토케미컬을 주목하고 있지만 정작 중요한 효소의 개념은 아직 빠져 있다. 지금부터라도 효소의 역할을 알고 그에 관한 새로운 영양 지식을 갖춰야 한다.

효소 섭취로
체내 효소의 소비를
조절한다

 체내 효소가 제대로 활동하게 하려
면 효소를 낭비하는 생활방식부터 고쳐야 한다. 이때 가장 중
요한 것 역시 매일의 식사다. 육류, 우유·유제품, 정제된 곡류
등과 같이 소화가 잘되지 않는 것만 먹으면 소화 효소가 낭비
돼서 그만큼 몸에 불필요한 부담을 주게 된다. 게다가 다 소
화되지 못한 것은 장속에 쌓여 변비를 일으키고, 이것이 온몸
에 이런저런 병을 만든다.

　식사 외에도 주의할 것이 있다. 의약품을 상용하거나 자외

선 또는 전자파에 자주 노출되거나 술·담배를 즐기면 몸속에 활성산소가 많이 발생한다. 그러면 해독을 위해 대사효소가 다량으로 쓰이게 된다.

효소의 사용 면에서 보면 정신적인 스트레스에 시달리거나 하루 종일 컴퓨터 앞에 앉아 허리 한 번 펴지 못하고 지내는 것도 효소의 낭비율이 높긴 마찬가지다. 자연의 섭리에 거스르는 생활을 하면 아무래도 효소를 많이 쓸 수밖에 없다. 하지만 현대사회를 살면서 생활방식을 완전히 바꾸는 것은 무리다. 하지만 건강도 제대로 관리하지 못하면서 불규칙한 생활을 계속 하는 것은 문제이며, 그 때문에 스트레스를 받는다면 이래저래 효소만 낭비된다.

이를 해결하기 위한 효율적인 방법은 외부에서 효소를 공급해 체내 효소의 소비를 조절하는 것이다. 이때 중요한 수단도 매일의 식사다.

효소는 인간뿐만 아니라 동물과 식물, 즉 이 세상의 모든 생물에서 기능한다. 당연히 식품 속에도 들어 있다. 그러나 효소는 가열하지 않은 채소, 과일, 어패류, 해조류, 그리고 미생물의 힘을 활용한 발효식품에만 살아 있을 뿐이다(효소는 48℃ 이상에서 활성을 잃고 115℃에서는 사멸하는 것으로 밝혀졌다).

여러분은 이런 살아 있는 식품을 하루에 어느 정도 먹고 있는가? 그보다 더 궁금한 것은, 여러분이 과연 매일 음식을 먹으면서 그것이 살아 있는지 그렇지 않은지를 따져가며 먹는가 하는 것이다. 앞서 말했듯이 우리는 음식에서 얻은 생명으로 우리의 생명을 키우고 지키며 산다. '살아 있는 식품'을 먹는 기회가 줄어들면 효소를 충분히 섭취하지 못하게 되고, 그만큼 생명력이 약해질 수밖에 없다.

살아 있는 식품을 먹어
효소를
공급한다

 나는 신야식 식사건강법에 '신야 비오지마'라는 이름을 붙였다. '생명'을 뜻하는 '바이오(Bio)'와 '효소'를 의미하는 '엔자임(Enzyme)'을 합성한 말로, '식사로 체내 효소를 활성화해서 생명력을 키운다'는 뜻을 담고 있다. 좀 더 쉽게 말하면, 우리가 식사를 하는 가장 큰 목적은 단지 열량이나 영양소를 체내에 공급하는 것이 아니라 생명력을 키우는 것이므로 결국 효소가 반드시 필요하다는 말이다. 이런 중요한 효소를 가진 '살아 있는 식품' 중에서 맨 먼저 권하는 식품은 신선한 제철 과일이다. 과일에는 당질을 비롯해 비타민, 미네랄, 식이섬유 같은 영양소뿐만 아니라 효소도 매우 풍부하게 들어 있다. 그러니 아침에 출근 준비로 식사할 시간이 없더라도 과일만은 꼭 챙겨 먹어야 한다.

과일의 가장 큰 이점은 자체의 효소만으로도 소화가 가능하다는 점이다. 즉 체내 효소를 쓰지 않아도 되기 때문에 그만큼 위장에 불필요한 부담을 주지 않고 영양을 공급할 수 있다. 그런데 이런 효과가 모든 과일에서 다 나타나는 것은 아니다. 어떻게 재배하고 어떻게 보관했느냐에 따라 효소의 함유량이 달라지기 때문이다. 그러니 채소는 물론 과일을 살 때도 되도록 농약이나 화학비료를 사용하지 않은 유기 농산물을 골라야 한다. 이때 유기농 인증 마크만 확인할 것이 아니라 싱싱한지 만져보고 무게도 따져서 구입한다.

이런 점까지 시시콜콜 말하는 이유는 여러분이 음식을 생명의 관점에서 평가하기를 바라기 때문이다. 현대 영양학에서는 우리가 먹는 음식이 살아 있는지 죽었는지, 다시 말해 생명력이 있는지 없는지를 그다지 중요하게 생각하지 않는다. 성분을 분석해 영양분이 들어 있으면 '죽은 음식(즉석식품, 냉동식품, 인스턴트식품, 통조림 등)'이라도 상관이 없다는 식이다.

'영양이 균형을 이룬 바람직한 식단'도 그런 관점과 기준으로 만들어지고 있으니, 안타까운 마음에 하나하나 따져 말하는 것이다.

요즘은 애완동물들도 질병을 많이 앓는다고 한다. 나는 그 원인이 애완동물의 사료에 있다고 본다. 시판 사료에 영양소는 다양하게 들어 있지만 정작 효소는 빠져 있기 때문이다. 야생동물은 본래 사료처럼 익힌 먹이를 먹지 않는다. 야생동물들이 큰 병에 걸리지 않고 주어진 수명을 다하는 것은 날고 기나 풀을 먹어 자연적으로 효소를 섭취하기 때문이며, 인간이나 애완동물이나 몸에 필요하다는 영양소는 거의 다 섭취하면서도 질병에 잘 걸리고 생명력이 약한 이유는 바로 음식물에서 섭취하는 효소의 양이 부족하기 때문이다.

발효식품은
효율적인 효소 공급원

흔히 채소는 데치거나 볶으면 부피가 줄기 때문에 많이 먹을 수 있고 그만큼 영양소의 섭취량도 늘어난다고 말한다. 하지만 이런 조리법으로는 효소를 섭취할 수 없다. 가끔씩 밥상에 나물이나 채소볶음이 오르는 것은 괜찮지만 계속 그렇게만 먹으면 생명력을 키울 수가 없다.

효소 섭취로 생명력을 키우려면 익히지 않은 채소 반찬을 밥상에 자주 올리는 것이 좋다. 그러다 보면 자연스레 식품을 고르는 안목이 높아질 것이다. 즉 익히지 않고 먹어야 하는 만큼 신선한 것을 찾게 되고, 흙이 묻었거나 모양이 좀 밉더라도 농약이나 화학비료를 사용하지 않은 유기 농산물을 고르게 될 것이다.

겨울이 되면 여름만큼 생채소를 자주 찾지는 않는데, 이럴 때는 옛사람들의 지혜를 이용해서 장아찌나 피클 등을 만들어 먹는 것도 좋다. 이런 저장식품은 익히지 않는 데다 발효 과정에서 비타민, 미네랄과 같은 영양가가 배가되고 감칠맛이나 저장성이 높아지는 등 여러 가지 장점이 있다.

발효란 자연계에 존재하는 수많은 미생물의 작용으로 식재료가 분해되면서 인간의 건강에 유익한 것으로 바뀌는 현상인데, 이 과정에서 비타민과 미네랄 등이 생성된다.

발효에는 효소의 역할이 반드시 필요하다. 음식의 발효 작용에 관해서는 아직 많은 것이 밝혀지지 않았지만 발효식품을 먹으면 식품 고유의 효소뿐만 아니라 발효 과정에서 생성된 효소까지 섭취할 수 있다. 평소에 발효식품을 즐겨 먹으면 장내 환경이 개선되고 그 효과로 우리 몸속에서도 효소가 잘 만들어지게 된다.

김치는 물론이고 청국장, 된장, 간장, 식초 같은 발효식품은 우리 조상이 건강을 지키기 위해 만든 지혜의 결정체다. 효소, 즉 생명력을 얻는다는 관점에서 첨가물이 들어 있지 않은 질 좋은 발효식품을 골라 섭취하도록 한다.

매일 아침
발아현미 주스로
생명력을 높인다

 발효식품 외에 녹즙이나 과일 주스로도 효소를 섭취할 수 있다. 요즘에는 식이섬유가 풍부한 양배추를 과일과 함께 즙을 내서 체중 조절이나 변비 치료에 이용하기도 하는데, 손쉽게 효소를 섭취할 수 있다는 점에서 나쁘지 않다.

그러나 다이어트를 위해 주식인 밥의 양을 줄이고 녹즙이나 과일 주스만 마시는 것은 바람직하지 않다. 체질을 개선하기 위한 기본 조건은 현미 같은 도정하지 않은 곡류를 매일 먹는 것이다. 현미에는 비타민, 미네랄, 식이섬유 같은 영양소가 풍부하기 때문에 주식을 백미에서 현미로 바꾸기만 해도 배변 활동이 좋아져서 몸에 부담을 주지 않으면서 자연스럽게 체중이 줄어드는 경우가 적지 않다. 그러니 장 건강을 위해서라도 무엇보다 현미부터 챙겨 먹는 것이 좋다.

나는 녹즙이나 과일 주스보다 '발아현미 주스'를 더 권한다. 만드는 것은 좀 더 번거롭지만 효과는 좋다. 발아현미 주스를 만들려면 우선 현미를 하룻밤 미지근한 물에 담가 1㎜ 정도 싹을 틔워야 한다(실내 온도에 따라 다르지만, 현미가 싹이 트려면 보통 반나절에서 하루 정도 걸린다). 그런 뒤에 그걸 믹서에 갈아 아침에 마시면 된다. 꿀을 조금 섞으면 입에 닿는 느낌이 부드러워지고 맛도 좋다. 시간의 여유가 있으면 발아현미 주스를 마실 때 과일도 함께 먹는다. 그러면 그날 필요한 체내 효소를 충분히 섭취할 수 있다. 아침밥은 발아현미 주스를 마신 다음에 먹는다.

현미는 원래 비타민과 미네랄이 풍부하지만 싹을 틔우면 가바(GABA, 감마아미노낙산)의 함유량이 늘어나는 등 영양가가 배가된다. 가바는 고혈압을 개선하고 신경성 불안과 초조감을 해소하는 데 효과가 있다. 영양가뿐만 아니라 생명이 싹튼 현

●● 발아현미 주스로 효소 섭취하기

01

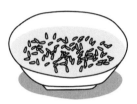

현미를 미지근한 물에 담근 채
반나절에서 하루 정도 둔다.

02

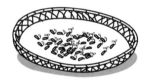

1mm 정도 현미에 싹이 트면 채반
에 거른다.

03

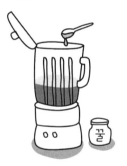

싹튼 현미를 믹서에 갈아 아침에
마신다. 이때 꿀을 조금 섞으면
입에 닿는 느낌이 부드러워지고
맛도 좋다.

04

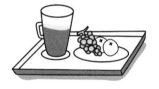

과일을 함께 먹어 그날 필요한
체내 효소를 충분히 섭취한다.

미로 만드는 만큼 '살아 있는 식품'으로서의 가치도 높아진다.

발아현미는 시판되는 것도 있지만, 그걸 무턱대고 구입하기에는 마음이 불편하다. 왜냐하면 어떻게 재배한 현미를 어떤 물로 발아시켰는지 알 수 없는 것이 많기 때문이다. 간편하다는 이유로 자칫 몸에 해가 되는 것을 섭취할 수도 있으므로 되도록 자신이 고른 현미를 '좋은 물'로 싹을 틔워 사용하는 것이 좋다. '살아 있는 식품'을 먹는 데 의의가 있기 때문이다.

생명력이
강한 식품은
'살아 있는' 식품이다

 영양소나 칼로리를 따지기에 앞서 '생명력이 강한 식품'을 먹어야 건강해진다는 사실을 인식해야 한다. 건강이란 '검사에서 질병이 발견되지 않은 상태'가 아니라 '생명력이 강한 상태'를 말하기 때문이다. 그런데도 검사 수치에만 의존하다 보니 평소 자신이 활기 있게 생활하는지조차 모를 때가 많다.

식사에 신경을 쓰지만 생명력이 강한 '살아 있는 식품'은 거의 입에 대지 않은 채 가열 또는 가공되어 신선함을 잃은 '죽

110

은 식품'만 먹는 경우도 있다. 영양소를 섭취하는 것도 중요하지만 그 영양소가 들어 있는 식품의 질, 즉 신선한지, 어떻게 재배되고 가공된 것인지, 유통이나 보관 방법은 어떠한지 등을 먼저 꼼꼼히 따져야 한다.

영양학자 중에는 효소가 단백질로 구성되어 있다는 사실을 근거로 "식품에서 효소를 섭취한다고 해도 어차피 몸속에서 분해되어 아미노산이 되기 때문에 효소가 우리 몸에 그대로 전달되는 것은 아니다"라고 말하는 사람들이 있다. 그렇다고 해도 신선한 채소·과일과 즉석식품의 영양학적 가치를 똑같이 볼 수는 없다. 같은 영양소가 들어 있다고 해도 생명력에는 뚜렷한 차이가 있기 때문이다.

생명력은 영양소처럼 수치로 표시할 수 없기 때문에 영양학자들이 납득할 만한 형태로 증명할 수는 없다. 그렇다고 식품이 생명이라는 엄연한 사실은 부정하지 못한다. 식품의 생명력을 가볍게 보는 이런 풍조가 결국 질병을 제대로 치료하지 못하는 현대의학의 현실을 만들어냈다.

나는 지금까지 효소가 풍부한 '살아 있는 식품'을 섭취해온 환자들이 장 건강을 회복한 예를 임상 현장에서 수없이 봐왔다. '음식에서 효소를 섭취한다'는 개념이 없는 현대 영양학에

의존해서는 장 건강은 제자리걸음밖에 하지 못한다는 사실을
독자들이 알아주면 좋겠다.

시판 제품이
'죽은 식품'일 수밖에
없는 이유

　　　　　　　효소와 식품의 관계를 좀 더 자세히 알아보자. 시판되는 과채 주스를 보면 대부분 원재료에 '농축 과즙'이라 표기되어 있다. 이 표기에서 짐작할 수 있듯이, 가공 과정에서 과즙을 가열해서 농축한 후에 물과 섞은 것이 과채 주스다.

　가열 처리했다면 이미 효소나 비타민을 잃은 상태이므로 '죽은 식품'이나 마찬가지다. 아무리 '과즙 100% 주스'라고 광고하며 건강에 유익한 이미지를 입히려고 해도 말이다. 대부분의 우유 역시 살균을 위해 130℃에서 약 2초간 가열하는 '초고온 살균'을 하므로 가공 과정에서 효소의 활성을 잃게 된다. 이는 유제품도 마찬가지다. 이런 문제를 지적하면 제조 회사들은 "그래도 영양소는 있으니 품질에는 아무 문제가 없다"고 주장하지만, 내가 그들의 주장을 받아들일 수 없는 이유는 아무리 영양소가 풍부해도 생명력의 관점에서 보면 이미 '죽은 식품'이기 때문이다.

'건강에 좋다'는 광고로 겉만 번지르르하게 꾸며 포장한 식품이 제조되어 유통되고 있는 현실의 배경에는 소비자의 건강보다 경제효율을 중시하는 현대인의 생활양식이 있다. 그렇더라도 소비자에게는 마치 건강식품이라도 되는 듯이 선전하는 과채 주스나 우유가 왜 실제로 건강에 기여할 수 있는 방식으로 제조되지 못하는지 도통 알 수가 없다.

요즘 먹을거리에 대한 불신이 그 어느 때보다 높다. 물질적 풍요만 추구하다 결국 제 건강을 스스로 해치는 사태가 벌어진 것이다. 이런 현실에서 얼른 벗어나기 위해서라도 생명의 본질을 재인식하고, '식사는 곧 생명을 먹는 행위'임을 다시 한 번 깨달아야 한다.

생명력을 잃은 '죽은 식품'을 먹는 기회를 줄이고 되도록 생채소나 과일, 발효식품을 자주 먹자. 매일 생식만 먹을 수는 없겠지만 '효소를 섭취한다'는 생각을 하면서 식사를 하다 보면 차츰 몸과 마음을 건강하게 만드는 식생활을 실천하게 될 것이다.

유기 농산물에서
참건강을
얻는다

 지금까지의 내용을 이해했다면 왜 군이 유기 농산물을 먹어야 하는지도 확실히 알게 되었을 것이다. 유기 재배된 채소나 과일은 그렇지 않은 것에 비해 좀 더 생명력이 강하기 때문이다.

농약이나 화학비료를 사용하면 작물의 생장에 유용한 땅속의 미생물마저 죽어서 땅 자체의 생명력이 크게 떨어진다. 그런 농법은 손이 덜 가고 대량 생산에는 적합하지만, 그 땅에서 자란 채소나 과일에는 우리의 몸과 마음을 키우는 생명력, 즉 효소가 부족하다.

앞에서 말했듯이 채소나 과일에 함유된 '제7의 영양소'인 피토케미컬(폴리페놀이나 이소플라본, 카로티노이드 등)은 뛰어난 항산화 작용을 한다. 그런데 농약이나 화학비료를 많이 쓰는 근대 농법이 보급된 이후 일본에서 생산되는 농작물에 함유된 비타민과 미네랄의 양이 50년 전에 비해 10분의 1에서 15분의 1 이하로 떨어진 것으로 밝혀졌다. 이런 상황에서는 채소나 과일을 많이 먹어도 피토케미컬을 충분히 섭취할 수 없다. 농작물의 생명력이 떨어졌으니 그만큼 효소 함유량이 줄어든 것은 당연하다.

영양 성분 분석 결과에 의존하는 현대 영양학에서나 식품의 효소량을 중시하는 신야식 식사건강법에서나 채소와 과일의 질을 따지는 것은 이제 매우 중요한 일이 되었다. 평소에는 가까운 마트나 채소 가게에서 유기 재배된 신선한 제철 채소를 구입하고, 그것이 어려울 때는 인터넷 등을 이용해서 유기 농법으로 재배하는 산지의 생산자에게 직접 주문하는 방법을 활용하자. 다양한 농가와 교류하는 동안 '먹을거리에서 생명력을 얻는다'는 것을 더 크게 실감할 것이다.

매끼마다 '내가 지금 살아 있는 식품을 얼마나 많이 먹고 있는가'를 확인하는 습관을 들여서 적극적으로 효소를 섭취해야 한다. 그것이 형태나 형식만 갖춘 건강법이나 영양학에 의존하지 않고 참건강을 얻을 수 있는 방법이다.

우리 몸은
'좋은 물'을
원한다

　　　　　　　　　물은 우리의 생명활동에 꼭 필요한 중요한 물질이다. 그런데도 현대 영양학은 물을 그저 '물 보듯' 그 가치를 외면하고 있다. 어떤 물을 어떻게 얼마만큼 마셔야 좋은지, 그것이 우리 몸에 어떤 영향을 미치는지, 물로써 평소의 건강을 유지할 수 있는 구체적인 방법은 무엇인지를 제시하지 않는다.

　알다시피 우리 몸의 60~70%는 물이 차지하고 있다. 그 대부분은 세포 속에 들어 있거나 혈액, 림프액 등의 형태로 온몸을 돌고 있다. 이것을 체액이라고 하는데 만약 물(체액)이 부족하면 영양소를 운반하거나 노폐물을 배설하는 데 지장이 생긴다. 또한 물이 부족하면 생명활동에 관여하는 효소의 기능도 크게 떨어진다. 효소의 기능을 돕는 비타민이나 미네랄을 온몸의 세포에 운반하는 것도 물(체액)이며, 세포 자체도 물로 차 있기 때문이다. 세포가 가진 물이 충분하면 효소의 기능이 원활해지고 온몸의 대사가 활발해지기 때문에 피부가 깨끗해지고 장의 상태도 안정된다. 마른 목을 축이는 것 말고도 물이 하는 일이 이렇게나 많다.

이렇게 중요한 기능을 하는 물은 하루에 1.5~2ℓ 정도 마시는 것이 좋다. 하루에 소변이나 땀으로 배출되는 수분이 약 2.5ℓ라고 하므로 음식물 속의 수분을 감안하더라도 그 정도의 양은 마셔야 한다.

반대로 말하면, 배출된 수분의 양만큼 물을 마시지 않으면 우리 몸은 '물 부족' 상태가 된다. 하루에 물을 그만큼씩 마시는 것이 처음에는 익숙하지 않겠지만 건강을 생각해서 몸이 만족할 만한 양의 물을 마셔야 한다.

건강을 생각한다면
아무 물이나 마시지 마라

물을 충분히 마시지 않으면 우리 몸에 어떤 현상이 나타날까? 먼저 혈액이나 림프액의 흐름이 원활하지 못해서 혈액의 농도가 진해진다. 흔히 말하는 것처럼 혈액이 걸쭉해지므로 피부가 건조해지고 주름이나 부종이 생긴다. 또 세포에 쌓인 독소나 노폐물이 원활히 배출되지 않아 세포의 암화를 촉진하기도 한다. 그 정도는 아니더라도 면역력이 떨어지고 만성 피로나 체력 저하, 알레르기질환 등이 일어날 수 있다.

그런데 우리 몸이 물을 원한다고 해서 아무 물이나 다 좋은 것은 아니다. 특히 수돗물은 염소로 살균 처리하기 때문에 트리할로메탄 같은 발암물질이 발생하기 쉽다. 또 염소 자체도 수질을 산화시키는 작용을 하므로 그대로 마시면 해독을 위해 몸속의 효소가 다량으로 쓰여 오히려 몸에 부담을 준다.

우리 몸이 요구하는 '좋은 물'을 간편하게 마시려면 이런 유해 성분을 제거하는 기능이 있는 정수기를 사용하는 것이 좋으며, 음식을 만들 때도 좋은 물을 쓰는 것이 좋다.

커피 관장액을 만들 때도 되도록 좋은 물을 사용하는 것이 장내 환경을 개선하는 데 효과적이다.

시판 생수 중에도 항산화 작용이 우수한 것이 있지만 자주 이용하기에는 비용이 만만치가 않다. 평소에는 주로 정수기 물을 마시고 외출해서는 페트병에 담긴 생수를 사서 마시면 경제적인 부담을 조금은 덜 수 있다.

갈증이 날 때는
맥주가 아니라 물을 마셔라

1장에서도 말했지만, 물과 수분은 다르다. 내가 말하는 '좋은 물'은 말 그대로 '물'을 가리킨다. 물 외에 다량의 당분(백설탕)이나 카페인, 여러 가지 첨가물이 들어간 차, 커피, 청량음료, 알코올류 등은 '수분'으로 분류된다. 이들 수분이 우리 몸에 들어오면 물 외의 성분들을 소화·흡수하거나 독성이 있는 것을 해독하느라 많은 양의 효소가 쓰이게 된다.

페트병에 들어 있는 차 종류가 마치 건강음료처럼 팔리고 있지만 차에 함유된 카테킨은 과다 섭취하면 오히려 위에 나쁜 영향을 준다. 커피나 청량음료도 건강에 해로울 수 있다. 효소 섭취에 좋은 과일 주스도 물이 아닌 것은 마찬가지다. 과일에는 이뇨작용을 하는 칼륨이나 시트르산 같은 성분이 들어 있기 때문에 과일 주스를 너무 많이 마시면 오히려 원래 몸에 있던 수분마저 잃게 된다. 이런 음료를 매일같이 마시면서 진짜 중요한 물은 거의 마시지 않는 사람도 적지 않다.

중요한 것은 '좋은 물'을 충분히 마시는 것이다. 정해진 시간대가 아니라 일하면서 틈틈이 마셔도 된다. 다만 너무 차가운 물은 몸까지 차게 만들어 면역력을 떨어뜨릴 수 있으므로 더운 날에도 상온의 물(실온 정도)을 천천히 마시도록 한다.

물을 많이 마시면 건강에 좋지 않다고 말하는 사람도 있지만 신장 기능에 특별한 질환이 없는 이상 물은 적극적으로 마시는 편이 세포를 늘 생기 있게 유지하고 노화를 막거나 체질을 개선하는 데 도움이 된다. 나도 평소의 건강 관리로 '좋은 물'을 충분히 마시고 있으며, 내 병원에 오는 환자에게도 그렇게 하라고 권한다.

물을 마시는 것은 어렵거나 번거로운 일이 아니므로 지금 바로 실천해보자. 목이 마를 때 맥주나 탄산음료, 차 대신 좋은 물을 마시는 버릇을 들여야 건강을 얻을 수 있다.

제4장

밥을 바꾸면
장의 상태가 바뀐다

먹을거리가 넘쳐나는 세상이다. 의학도 끊임없이 발달하고 있다. 그런데도 질병이 계속 늘어나고 있는 것을 보면 건강은 그저 많이 먹고 의료 기술의 발전에 의존할 것이 아니라는 생각이 든다. 건강을 위해서는 좀 더 심플하게, 주식인 밥의 질을 따져서 먹는 것이 오히려 이런 현실을 개선하는 데 더 효과적이지 않을까. 우리의 밥상을 어떻게 바꿔야 하는지, 그것이 우리 몸에 어떤 영향을 얼마나 미치는지를 알아본다.

'식물의 씨'
현미를 주식으로
먹는다

 현미나 잡곡처럼 도정하지 않은 곡
류를 주식으로 먹으면 장을 건강하게 만드는 데 큰 도움이 된
다. 밥 하면 대개 흰쌀밥을 떠올리지만 백미는 먹기 좋으라고
귀한 영양소를 없앤 '생명의 껍데기'에 불과하다. 도정 과정에
서 떨어져 나간 배아나 쌀겨 부분에 쌀의 주요 영양소가 가득
하기 때문이다.

쌀은 식물의 씨다. 이 씨의 싹에 해당하는 배아와 씨를 보
호하기 위한 껍질에 해당하는 쌀겨 부분에는 비타민B1과 비

타민E, 철, 인, 칼슘, 식이섬유 등 쌀에 함유된 영양소의 무려 80%가 모여 있다. 반대로 말하면, 백미를 먹으면 이 80%의 영양소를 버리는 셈이다. 그러니 백미를 '생명의 껍데기'라고 하는 것도 지나친 표현이 아니다.

현미는 하루나 반나절쯤 물에 담가두면 싹이 튼다. 이것만 봐도 현미는 분명히 식물의 씨다. 현미에는 풍부한 영양소가 농축돼 있을 뿐 아니라 이처럼 생명이 깃들어 있다. 중요한 영양소를 잃은 '죽은 식품'인 백미는 그럴 만한 힘이 없다. 옛날에는 현미나 현미의 일부만 도정한 분도미(3분도미, 5분도미 등), 배아미 등을 주식으로 먹었다. 쌀에 생명을 키울 수 있는 힘이 있다는 사실을 알았기 때문이다.

일본에서는 백미가 유통되기 시작한 에도시대 중기 이후부터 도시에 사는 사람들 사이에 비타민B1 결핍증인 각기병이 크게 유행해 한동안 사라지지 않았다. 각기병이 주로 현미나 분도미를 먹었던 농촌 사람들에게는 거의 나타나지 않았던 점 때문에 각기병은 풍요로움이 가져다준 '사치병'으로 불렸다.

먹을거리에 있어서는 지금이 그 어느 때보다도 사치스럽다. 의학이 발달해도 질병이 계속 늘어나는 것을 보면 그저 의료

기술의 발전에만 의존할 것이 아니라 좀 더 심플하게, 주식인 밥의 질을 따져서 먹는 것이 오히려 이런 현실을 개선하는 데 더 효과적이라는 생각이 든다.

의외로 수월한
현미밥 짓기

중요한 영양소를 거의 다 잃은 백미를 먹으면 에너지원인 당질(탄수화물)만 섭취하게 된다. 몸이 요구하는 영양소가 채워지지 못하기 때문에 백미를 먹으면 배는 불러도 왠지 허전한 느낌이 든다. 그래서 자꾸 부피감 있는 고기 요리(튀김, 볶음) 같은 것이 먹고 싶고 과자나 케이크 같은 간식도 자주 찾게 된다. 이런 식생활이 계속되면 당연히 몸이 비만해지므로 결국은 밥 때문에 살이 찌는 셈이 된다.

게다가 백미는 당질 함유량이 높기 때문에 식후에 혈당치가 급격히 올라가 당뇨병을 일으킬 위험이 있다. 특히 고기와 쌀밥을 함께 먹을 때가 문제다. 두 가지 다 식이섬유가 부족하기 때문에 변비를 일으켜 장 건강을 악화시킬 수 있다. 최근에는 당질과 혈당치의 이런 관계를 근거로 밥을 먹지 않는 단백질 위주의 다이어트도 있던데, 현미와 백미의 차이만 알면 굳이 그런 것까지 할 필요가 없다. 주식을 백미에서 현미로 바꾸기만 해도 영양을 고루 섭취할 수 있다.

현미는 딱딱하고 거칠어서 맛이 없다거나 매번 압력밥솥으로 지어야 하는 것으로 아는 사람이 많은데, 요즘은 현미밥 짓기 기능을 갖춘 전기밥솥이 많이 나오고 있어 손쉽게 차지고 맛있는 현미밥을 먹을 수 있다.

현미는 백미처럼 여러 번 씻을 필요가 없기 때문에 가볍게 물로 헹구어 30분에서 2시간 정도 물에 담갔다가 밥을 지으면 된다. 백미에 비해 밥이 되는 시간은 더 걸리지만 예약 기능을 이용하면 크게 번거롭지 않다.

생명을 먹어
생명력을
키운다

 현미가 딱딱하고 껄끄러워 맛이 떨어질까 염려하는 분들은 앞에서 말한 방법대로 밥을 지으면 차지고 맛있는 현미밥을 먹을 수 있다.

현미밥이라고 특별히 소화가 안 되거나 배탈이 나는 일은 없다. 물론 흰밥보다 좀 더 오래 씹어야 하지만, 이를 반복하다 보면 오히려 꼭꼭 잘 씹어서 먹는 버릇이 들기 때문에 소화에 도움이 되고 뇌 기능도 활성화된다. 그러고 보면 부드러운 음식만 먹는 것은 우리 몸에 조금도 바람직하지 않다.

하루 세 끼 주식으로 먹는 만큼 현미는 되도록 유기 재배된 질 좋은 것으로 고른다. 현미밥에 익숙해지면 현미 외에 납작보리나 조·기장 같은 잡곡류, 노란 콩·팥·강낭콩 같은 콩류, 흑미·적미 같은 고대미(야생종 쌀의 일본식 이름. 붉은색, 흑색, 녹색이 있다) 그리고 여기에 소량의 천연소금을 섞어 잡곡밥을 지어 먹어도 좋다.

한때는 가난의 상징이었던 잡곡밥이지만 한 톨 한 톨마다 영양이 가득한 잡곡과 콩류를 현미와 함께 먹으면 영양가가 배가되고 부드러우면서 쫄깃한 식감도 즐길 수 있다.

잡곡과 콩류도 현미와 마찬가지로 생명을 품은 식물의 씨다. 이런 전체식품을 주식으로 먹으면 '생명을 먹어 생명을 키우는' 식생활을 자연스럽게 실천하게 된다.

한편으로는 전체식품이건 아니건 몸에 필요한 영양소만 적당하게 섭취하면 그뿐이라는 나름대로 합리적인 생각을 가진 사람도 많다. 그러나 효소 섭취와 마찬가지로 생명을 그다지 중시하지 않는 현대 영양학의 상식에 더 이상 얽매일 필요가 없다. 이제는 생명의 관점에서 먹을거리를 바라볼 때다.

식습관의 자연스러운 변화를
경험한다

현미밥이나 잡곡밥의 이점은 그밖에도 여러 가지가 있다. 영양이 풍부하기 때문에 잘 씹어서만 먹으면 밥에 된장국, 절임류, 생청국장 등을 중심으로 한 간단한 식단으로 충분한 만족감을 느낄 수 있다. 또 이렇게 먹는 습관이 들면 저절로 소식을 하게 되어 장 건강도 서서히 회복된다.

그 결과 배변이 원활해지고 차츰 체중도 줄기 때문에 몸에 큰 부담을 주지 않고 다이어트 효과도 얻을 수 있다. 또 대사가 촉진돼서 세포의 기능이 활성화되므로 아침에 일어났을 때 개운하고 혈액순환 장애로 인한 어깨 결림이나 두통 증상도 가벼워진다.

요즘 사람들은 워낙 육류, 유제품, 기름을 사용하는 서구식 식생활에 익숙하기 때문에 식단을 현미, 채소, 과일 같은 식물성 식품 위주의 식사건강법으로 바꾸더라도 처음에는 매콤하거나 짭짤하고 기름진 음식이 먹고 싶어질 것이다. 그럴 때는 너무 무리하게 제한하지 않아도 된다. 오히려 그 때문에 스트레스가 쌓이면 체내 효소만 낭비하게 된다.

과식했거나 변비가 심할 때는 커피 관장이나 효소 보조제 (136~140쪽 참조) 등을 이용해서 차근차근 개선해 나가면 된다.

　　내가 제안하는 신야식 식사건강법은 병에 걸리지 않기 위해 엄격하게 식사를 제한하는 것이 아니다. 나 또한 행복과 쾌적함을 추구하면서 자연스럽게 알게 된 방법이므로 여러분도 신야식 식사건강법으로 체질(장의 상태)의 변화를 실감하게 되면 무리하지 않고도 저절로 실천하게 된다. 또 신체적으로나 정신적으로 안정되기 때문에 동물성 식품이나 정크푸드도 덜 찾게 된다. 이런 과정을 지나는 동안 잘못된 생활습관도 차츰 바로잡힐 것이다.

치아 구성을 알면
균형 잡힌 식생활을
할 수 있다

 　　　　　　　　　내가 생각하는 식물성 식품과 동
물성 식품의 이상적인 섭취 비율은 85:15다. 이 비율을 따르
면 식탁에는 육류, 어패류, 달걀, 우유·유제품 같은 동물성
식품보다 곡류, 콩류, 채소나 과일, 해조류, 견과류 같은 식물
성 식품이 훨씬 더 많이 오르게 된다. 건강 장수를 실현하는
이 비율은 내 오랜 임상 경험과 자연의 섭리에 바탕을 두고
있다.

　그런데 85:15라는 구체적인 수치는 어떻게 나온 것일까? 그

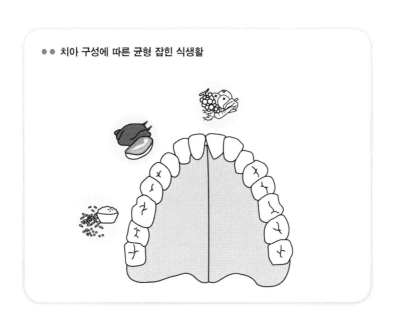

근거의 하나는 인간의 치아 구성이 '어금니 5 : 앞니 2 : 송곳니 1'의 비율을 이루는 데 있다. 어금니는 곡류나 콩류를 씹어서 부수고 으깬다. 앞니는 잎채소나 과일을 씹어 자르고, 송곳니는 육류를 씹어서 끊거나 찢는 데 쓴다.

오랜 진화 과정에서 이런 치아 구성이 완성된 것은 결코 우연이 아니다. 곡류나 콩류를 5, 그 밖의 채소나 과일을 2, 육류나 어패류를 1의 비율로 먹는 것이 인간에게 '균형을 이룬 식사'이며 자연의 섭리를 따르는 것이다.

효소 보조제는
우리 몸을 서서히
회복시킨다

앞에서 말했듯이 지금 우리가 먹는 채소나 과일은 50년 전에 비해 비타민, 미네랄, 피토케미컬, 효소의 양이 턱없이 부족하다. 이렇게 채소와 과일의 생명력이 약해졌다면 매일 충분히 먹어도 실제 우리 몸에 필요한 영양이나 효소의 양은 충족되지 못한다.

이런 문제를 해결하려면 신야식 식사건강법을 실천하면서 비타민, 미네랄, 효소 등의 보조제를 함께 섭취하는 것이 좋다. 좀 더 구체적으로 말하면 '효소 보조제'를 기본으로 하고

이 효소의 기능을 돕는 비타민이나 미네랄을 적절하게 배합한 종합비타민·미네랄 제제를 복용하는 것이다.

이런 영양보조식품은 말 그대로 부족한 영양소를 보충하는 것이 목적이다. 품질이 좋으면 부작용의 염려는 없지만 의약품처럼 특정 증상에 작용하는 것이 아니라서 복용한다고 금세 병이 낫거나 하지는 않는다. 식품의 하나로 생각하고 체질 개선을 위해 이용하는 것이 현명하다.

효소 보조제는 아직은 낯설지만 미국에서는 소화를 촉진하는 위장약 대신 사용할 만큼 매우 널리 쓰인다. 위장약은 보통 위산과다를 억제하고 속쓰림이나 소화불량을 완화하는 효과가 있지만 과다 복용하면 위 점막이 위축하는 등의 부작용이 나타난다. 이는 위궤양이나 위암의 원인이 될 수 있다.

게다가 음식물과 함께 침입한 세균을 위산으로 사멸할 수 없게 돼서 장내 환경이 악화될 수도 있다. 또 위산의 분비가 억제되면 소화효소의 활성도 약해지기 때문에 소화가 잘되지 않고 이로 인해 장내에 음식물 찌꺼기가 쌓여 변비가 생긴다.

효소 보조제는 위장약처럼 위산의 분비를 억제하지 않으므로 이런 부작용이 없다. 속쓰림이나 소화불량이 당장 낫는 것은 아니지만 자연스럽게 위의 기능을 도와 건강을 회복하게 한다.

효소 보조제는 소화를 돕는 깃 외에 체내 효소를 보충하는 역할도 하므로 매일 복용하면 피로를 풀고 비만을 막으며 피부 트러블을 개선하는 효과도 기대할 수 있다.

비타민과 미네랄이
효소의 기능을 돕는다

일반적으로 비타민과 미네랄은 효소가 하는 일을 도와 음식물의 소화 및 흡수, 배설부터 에너지 대사에 이르기까지 생명활동의 다양한 장면에서 기능한다. 비타민과 미네랄은 우리 몸속에서 합성되지 않기 때문에 음식으로 섭취해야 한다.

그런데 앞서도 말했지만 채소나 과일에 함유된 비타민이나 미네랄의 양이 50여 년 사이에 크게 줄었다. 비타민과 미네랄이 부족하면 신체 기능에 다양한 장애가 일어나는데 이렇게 식품으로 섭취할 수 있는 양이 부족하다면 효소 보조제를 이용해야 한다.

비타민은 기능에 따라 비타민A와 비타민B군(B_1, B_2, B_6, B_{12}), 비타민C, 비타민D, 비타민E, 비타민K 등으로 나뉜다. 미네랄은 칼슘·인·칼륨·나트륨·마그네슘 등의 '다량 미네랄'과 철·아연·망간·아이오딘(요오드)·셀레늄 등의 '미량 미네랄'로 나눌 수 있다. 이 두 가지 미네랄은 인간이 생명을 유지하는 데 필요한 미네랄, 즉 필수 미네랄이며 앞에서 설명한 수은이나 납, 카드뮴 같이 몸에 해를 끼치는 미네랄은 유해 미네랄이다.

비타민과 필수 미네랄의 종류가 많다 보니 어떤 것을 얼마만큼 섭취하면 좋은지 궁금해질 것이다. 결론부터 말하면, 우리 몸에는 모든 비타민과 필수 미네랄이 적당량씩 필요하다. 그도 그럴 것이 비타민D가 칼슘의 흡수를, 비타민C가 철분의 흡수를 촉진하는 것처럼 각 성분이 연대적 관계를 이루면서 협력해서 작용하므로 지나치게 많거나 적어도 몸에 나쁜 영향이 미치게 된다.

어느 특정 비타민이나 미네랄이 아니라 종합비타민, 미네랄 제제를 권하는 이유도 그 때문이다. 다양한 성분이 균형 있게 배합돼 있기 때문에 효소 보조제와 함께 섭취하면 신체의 대사를 더 효율적으로 촉진할 수 있다.

영양보조식품에는 천연 원료에서 추출한 것과 인공적으로

합성한 것이 있다. 같은 비타민이지만 천연 비타민과 합성 비타민이 우리 몸에 동등한 효과를 나타낸다고 보기는 어렵다. 영양보조식품은 말 그대로 식품이므로 '식품의 생명력을 먹는다'는 관점에서 조금 비싸더라도 천연 원료에서 추출한 것을 고르는 게 좋다. 영양보조식품을 마치 약처럼 여겨 성분이 같으면 효과도 같을 것으로 생각하면 안 된다.

식빵과 마가린이
합쳐지면
최악의 식품이 된다

식생활에서 주의해야 할 점이 몇 가지 더 있다. 그중 하나는 '나쁜 기름'을 먹지 않는 것이다. 볶음이나 튀김 요리에는 대개 식물성 기름을 쓰는데, 우리가 흔히 동물성 지방에 비해 건강에 좋을 것으로 생각하는 이 식물성 기름 중에는 트랜스지방산이 들어 있는 것이 있다. 트랜스지방산은 혈액 속에 몸에 나쁜 콜레스테롤(LDL)을 늘려서 동맥경화나 심근경색, 알레르기질환 등이 일어날 위험을 높인다.

식물성 기름으로 만든 마가린과 쇼트닝도 마찬가지다. 특히 쇼트닝은 바삭거리는 식감을 내기 위해 빵이나 쿠키, 아이스크림, 튀김 등에 쓰기 때문에 이런 식품에도 나쁜 기름, 즉 트랜스지방산이 매우 많다.

쇼트닝을 넣어 만드는 식빵에 마가린을 발라 구운 토스트는 바쁜 아침 간편하게 먹을 수 있는 인기 메뉴지만 트랜스지방산이 우리 몸에 미치는 악영향을 생각하면 '최악의 조합'이다. 트랜스지방산은 천연 성분이 아니라 식물성 기름을 가공하는 과정에서 생긴 '인공 기름'이기 때문이다. 시판되는 대다수의 식물성 기름은 원재료에 화학용제를 넣어 녹이고 고온 가열하여 용제를 증발시키는 '용제 추출법'으로 만든다. 그런데 고온 가열할 때 자연계에 존재하지 않는 트랜스지방산이 생성된다.

이렇게 해서 만든 식물성 기름으로 음식을 튀기면 또다시 트랜스지방산이 생긴다. 패스트푸드점에서 나오는 감자튀김이나 치킨너겟 따위가 우리 몸에 얼마나 나쁜지 이제 잘 알았을 것이다. 기름의 과잉 섭취를 문제 삼기 이전에 기름 자체에 이미 건강을 위협하는 물질이 숨어 있었던 것이다.

마가린이나 쇼트닝은 액체인 식물성 기름에 수소를 첨가해서 상온에서도 고형 상태를 유지하도록 만든 것인데, 이 수소

첨가 과정에서도 트랜스지방산이 생성된다. 트랜스지방산을 함유한 기름에 수소를 첨가해서 만든 마가린은 최악의 식품인 셈이다. 혹시 집에서 눈에 띄거든 아까워 말고 당장 버리도록 한다.

기름의 특징을 알고
사용한다

트랜스지방산의 사용을 규제하는 나라들이 많은데도 아직 일본이나 한국에서는 규제다운 규제를 하지 않고 있다. 다른 나라에 비해 평균적인 하루 섭취량이 적다는 이유를 내세우지만 그런 통계적인 자료에 의존할 것이 아니라 스스로 평소에 트랜스지방산이 들어 있는 식품을 어느 정도 먹는지를 생각해봐야 한다.

예를 들면 일주일에 몇 번 정도 패스트푸드점에 가는지, 외식을 할 때나 간식을 살 때 튀기거나 볶은 음식을 어느 정도 자주 고르는지를 따져본다. 중국 음식도 기름을 많이 사용하기 때문에 메뉴를 신중하게 선택하지 않으면 트랜스지방산을 많이 섭취하게 된다. 돈가스, 튀김, 아이들이 좋아하는 도넛, 감자튀김, 비스킷, 케이크 등도 조심해야 한다. 이런 친숙한 음식들을 전혀 먹지 않는 사람은 없을 것이다. 이런 점만 보더라도 트랜스지방산의 사용을 엄격하게 규제할 필요가 있다.

요즘은 과거에 비해 유지류(동물성 지방과 식물성 기름)의 섭취량이 크게 늘었다. 여기서 말한 내용들을 잘 이해하고 동물성 식품이나 유지류가 많은 '나쁜 식사'를 줄이도록 애써야 한다. 그렇지 않으면 장 건강은 갈수록 악화되고 결국 질병만 늘어나게 된다.

일반적으로 유지류는 버터, 라드, 육류의 지방 부위 같은 동물성 식품에 함유된 '포화지방산'과 식물성 기름이나 어패류에 함유된 '불포화지방산'으로 크게 나눌 수 있다. 지금까지의 내용으로 보자면 무조건 '포화지방산=동물성 식품은 몸에 나쁘고, 불포화지방산=식물성 식품이나 어패류는 몸에 좋다'고 단정할 수 없다.

콩기름이나 참기름, 홍화유 등에 함유된 불포화지방산은 리놀산이라고 하는데, 최근 연구에서 리놀산을 과다 섭취하면 심근경색이나 암, 알레르기질환 등이 일어날 수 있는 것으로 밝혀졌다.

이와 다르게 어패류(특히 등 푸른 생선)에 함유된 EPA(에이코사펜타엔산)와 DHA(도코사헥사엔산), 아마인유(플랙시드오일), 차조기유에 함유된 알파 리놀렌산은 우리 몸의 불필요한 지방을 분해하고 혈액을 맑게 하는 유익한 작용을 한다.

불포화지방산은 몸속에서 합성되지 않는 필수지방산이므로 식사로 섭취해야 하지만 어떤 기름을 먹느냐에 따라 몸에 대한 작용이 크게 달라진다. 특히 현대인은 리놀산을 섭취할 기회가 많기 때문에 섭취량을 좀 줄이고 EPA나 DHA, 알파 리놀렌산의 섭취를 늘리도록 한다.

리놀산은 오메가-6, 알파 리놀렌산은 오메가-3로도 불리는데 두 가지 다 산화되기 쉽기 때문에 가열하지 않고 압착법으로 천천히 추출해서 만든 질 좋은 기름을 구입해서 한 번에 조금씩 먹되 오래 두고 먹지 않아야 한다.

장 건강이 더 이상 악화되지 않으려면 가정에서 음식을 만들 때만이라도 튀겨서 먹는 조리법은 줄이는 것이 좋다. 우리 몸에 필요한 기름(필수지방산)은 어패류 외에도 아보카도나 깨, 콩, 견과류 등으로도 섭취할 수 있으므로 질이 좋은 것을 골라 식탁에 자주 올리도록 한다.

체내 소화율을
생각해
먹는다

이번에는 동물성 단백질을 섭취할 때 주의할 점을 살펴보자. 동물성 단백질은 우리 몸에 필요한 8가지 아미노산(필수아미노산)을 모두 함유하기 때문에 '양질의 단백질 공급원'이라고들 한다. 하지만 이것은 육류에 함유된 다양한 성분 중 극히 일부만 보고 하는 말이다.

육류는 지방 함유량이나 열량은 높고 식이섬유는 거의 없기 때문에 소화가 잘되지 않는다. 아무리 '질 좋은 단백질'을 섭취해도 그것이 우리 몸속에 다 흡수되는 것은 아니라는 뜻이다. 먹은 것이 몸속에서 어떻게 소화되고 흡수되어 에너지로 바뀌는지 모르면서 영양소를 따지는 것은 탁상공론에 지나지 않는다.

현미나 잡곡류, 두부, 생청국장, 된장 같은 콩 제품에 함유된 식물성 단백질은 성분을 분석하면 몇 가지 필수아미노산은 부족하지만 대신 육류(동물성 식품)가 가진 그런 문제점은 적다. 또 이런 식품에는 혈액을 오염시키는 포화지방산 대신 불포화지방산(리놀산)이 적당히 들어 있고 씨째 먹기 때문에 시판 식물성 기름처럼 산화된 것을 먹게 될 염려도 없다. 특히 현미는 혈액순환을 돕고 세포의 노화를 막는 비타민E가 많기 때문에 상승 효과도 기대할 수 있다. 또 풍부한 식이섬유가 장을 건강하게 만들어 영양소의 흡수를 촉진하기도 한다. 현미, 잡곡, 콩류 같은 식물성 식품을 효과적으로 조합한 신야식 식사건강법을 실천하는 것이 동물성 단백질보다 훨씬 더 '질 좋은 단백질'을 섭취할 수 있고 몸속에서도 효율적인 에너지로 바뀌게 된다.

우유·유제품도 동물성 식품인 만큼 건강에 미치는 유해성을 인식해야 한다. 영양 성분이 풍부하다는 이유만으로 마치 건강식품처럼 여기지만 문제는 그 많은 영양 성분이 우리 몸에 얼마만큼 흡수되는가에 달려 있다.

　위장내시경 전문의 입장에서 보면 우유·유제품(치즈, 요구르트, 버터, 생크림 등)을 늘 먹는 사람은 거의 예외 없이 장의 상태가 좋지 않다. 우유·유제품은 다른 동물성 식품과 마찬가지로 소화가 잘되지 않기 때문이다. 더욱이 우유를 제대로 소화시키지 못하는 유당불내증을 가진 사람도 많다. 장 건강, 다시 말해 전신 건강을 위해서라면 우유나 치즈, 요구르트는 가끔씩 맛을 즐기는 정도에서 그쳐야 한다.

정제된 것은
이미 생명을
잃은 것이다

설탕, 소금, 된장, 간장 같은 일상적으로 사용하는 조미료에도 주의할 점이 있다. 특히 백설탕은 원료인 사탕수수나 사탕무의 착즙액을 원심분리 및 정제 단계를 거쳐 얻은 결정으로, 그 과정에서 원료에 함유된 비타민이나 미네랄을 잃고 거의 당질(탄수화물)로만 이루어진 '열량 덩어리'다. 이런 이유로 백설탕은 몸에 빨리 흡수되고 과다 섭취하면 혈당치가 급격히 올라 비만이나 당뇨병을 부르기도 한다.

요즘 사람들은 과자, 케이크, 아이스크림, 청량음료 따위로 이미 넘칠 만큼 당질을 섭취하고 있으면서도 당질이 뇌의 유일한 에너지원임을 내세우고 있다. 물론 당질은 우리 몸에 필요한 에너지원이므로 설탕을 적당히 섭취하는 것은 중요하다. 그런 점에서 사탕수수의 착즙액을 전통적인 제법으로 조려서 만든 흑설탕(유기농)은 원료에 함유된 미네랄이 대부분 남아 있기 때문에 먹어도 혈당치가 급격히 오르지 않는다. 너무 많이 먹는 것만 피한다면 단것이 먹고 싶을 때는 흑설탕을 이용하도록 한다. 사탕단풍(단풍나무과 낙엽교목)의 수액으로 만든 천연 메이플 시럽이나 천연 벌꿀도 같은 이유에서 권할 만하다.

다음은 소금을 살펴보자. 시판 소금의 대부분은 바닷물을 정제해 짠맛을 내는 염화나트륨만 공장에서 기계적으로 추출한 것(정제염)이다. 미네랄이 풍부한 천연소금과는 전혀 다른 식품인 셈이다. 소금은 본래 생명을 키우는 바다의 성분인데, 그것을 가공한 정제염에는 생명이 있을 리 없다.

어떤 의사는 지나친 염분 섭취는 고혈압의 원인이니 염분 섭취를 줄이라는 말을 거리낌없이 한다. 사실 정제염처럼 어느 한 가지 미네랄만 집중해서 섭취하면 몸속의 생리적 균형이 깨지므로 혈압이 오르는 것은 당연하다. 그 점만 생각해 소금이 생명의 근원이라는 것도 모르고 무조건 염분 섭취만 줄이라고 하는 것은 자연의 이치에 어긋난 처방이다. 미네랄이 고루 함유된 천연소금을 먹으면 고혈압이 되지 않는다.

쌀, 밀, 설탕, 소금 등 종류에 상관없이 가공 과정에서 정제된 것은 모두 생명을 잃은 '죽은 식품'이다. 중요한 영양소를 뺏기고 몸에 해로운 것으로 바뀌었기 때문이다.

된장, 간장도 시판되는 제품 대다수는 대량 생산과 대량 소비를 목적으로 제조된 것이라서 보존료 등의 첨가물이 들어 있는 것이 적지 않다. 된장과 간장 자체는 우수한 발효식품이지만 그 효과를 제대로 누리려면 콩, 소금을 자연 숙성시켜 만든 천연 양조 제품을 골라야 한다.

신야식 식사건강법을 실천할 때는 이처럼 식품 하나하나를 잘 살피고 따져서 몸에 맞는 것을 찾아야 한다. 이 과정을 꼭 지키며 식생활의 탄탄한 토대를 만들어야 웬만한 자극으로는 쉽게 무너지지 않는 심신의 건강을 키울 수 있다.

제5장

면역력을 강화하는 7가지 생활습관

이런저런 건강법이나 식사요법을 시도해도 체질이 개선되지 않는다면 원점으로 돌아가 지금 자신에게 어떤 문제가 있는지, 무얼 어떻게 해야 하는지 냉정하게 따져봐야 한다. 이번에 제시하는 7가지 키워드는 '면역력을 강화하는 7가지 생활습관'으로서 건강을 지키는 데 있어 가장 중요하고 기본적인 원칙이다. 각각에 대한 자세한 내용을 살펴보면서 지금 자신에게 어떤 문제가 있는지를 명확하게 파악하길 바란다.

심신의 건강은
장과
이어져 있다

 날마다 활기차게 생활하려면 한순
간의 효과로 끝나지 않는 탄탄한 건강의 '토대'를 만들어야 한
다. 그 토대의 핵심은 '매일의 식사'이며, 식사로 건강의 토대
를 만드는 데 필요한 보조 수단이 커피 관장이다. 여기에 장
건강을 진단하는 척도인 배변이 더해지면 탄탄한 건강의 토대
가 완벽하게 준비된다. 그렇다면 달리 까다로울 것이 없다. 배
가 편한지 날마다 확인하면 내 몸이 건강한지를 알게 되고,
그로 인해 날마다 활기차게 생활하게 된다.

다이어트나 피부 관리, 노화 방지도 마찬가지다. 아름다워지고 싶은 마음은 중요하지만 외모만 신경 쓴다고 되는 일이 아니다. 내면이 달라져야 한다. 여기서 말하는 내면은 여러분도 잘 알듯이 '마음', '의식'을 가리킨다. 실체가 잘 보이지 않고 바꾸려고 해도 잘 바뀌지 않는 것이 내면이지만, 이 책을 읽다 보면 마음의 건강이 장 건강과 이어져 있다는 사실을 깨닫게 될 것이다.

이를 종합하면 '장이 달라지면 몸도 마음도 달라진다'라는 한 마디로 정리된다. 장을 건강하게 만드는 생활은 곧 심신을 풍요롭게 만드는 생활이다. 장이 깨끗해야 의식도 바꿀 수 있다. 장이 건강해지면 여러분의 생명력이 강해지고, 그 결과로 내면이 충실한 참된 아름다움을 얻게 된다.

이런 관점에서 장을 건강하게 하는 생활방식의 구체적인 내용을 살펴보기로 한다.

'매일 아침 15분'으로
하루의 건강을
약속한다

 나는 젊을 때부터 매일같이 바쁘고 고된 업무를 거뜬히 견뎌내왔고 지금도 여전히 활발하게 진료 활동을 하고 있다. 내가 이렇게 할 수 있었던 것은 심신의 건강과 젊음을 잘 지켜왔기 때문이다. 그 비결은 완벽하지 않지만 하루하루를 충실히 보내는 생활방식에 있다.

그중 내 건강을 지탱하는 데 가장 큰 역할을 하고 있는 신야식 식사건강법은 단순히 이론만 따져 만든 것이 아니라 내가 손수 실천하면서 삶과 건강에 큰 도움을 받는 '살아 있는

철학'이다. 지금부터 나의 하루 일과를 통해 생활에서 실천할 수 있는 구체적인 건강법을 알려주겠다.

하루가 쾌적하려면 아침 시간을 의미 있게 보내야 한다. 나는 아침에 일어나면 간단한 체조와 심호흡을 한다. 그 다음은 신선한 물을 천천히 마신다.

체조는 팔다리를 사용하는 스트레칭을 하거나 젊었을 때 배웠던 가라테의 지르기를 300번 정도 한다. 아침 시간에 이렇게 몸을 움직이는 가장 큰 이유는 온몸에 피가 잘 돌게 함으로써 그날에 필요한 활동을 준비하기 위해서다. 따라서 땀을 흘릴 만큼 격렬한 운동은 필요 없다. 몸이 따뜻해질 정도의 가벼운 동작이면 된다. 번거롭더라도 단 5분이라도 좋으니 아침에 일어나면 손과 발, 목을 천천히 돌리거나 간단한 유연체조를 하는 습관을 갖도록 한다.

심호흡을 할 때는 창문을 연 상태에서 몸속에 있는 독소를 뱉어내고 신선한 공기를 받아들인다. 이때 배를 사용하는 복식호흡을 4~5회 하면 장의 기능이 활성화되어 배변 활동이 촉진된다.

심호흡을 마치면 500~750㎖ 정도 되는 상온의 물을 천천히 마신다.

글로 설명하니 이 과정이 꽤 길어 보일 것이다. 아침에 시간적으로 여유 있는 사람이나 가능한 일이라며 지레 포기할 생각은 말도록 한다. 실제로는 15분 정도밖에 걸리지 않는다. 아침에 그 정도의 짬을 내는 것에 인색하고서 건강을 탐내선 안 된다. 매일 아침 15분을 그날의 건강을 약속하는 소중한 시간으로 삼자.

'식전 과일'로
효소를 섭취하고
과식을 막는다

 간단한 체조와 심호흡을 하고, 좋은 물을 마셨으면 그 다음엔 제철 과일로 식이섬유를 섭취해야 한다. 마신 물이 장으로 이동하는 시간을 고려해서 물을 마신 후 20분 정도 지나서 과일을 먹는다.

나는 보통 물을 마신 뒤에 출근 준비를 하다가 장이 움직이기 시작하면 그때 과일을 먹는다. 바쁠 때는 이 정도까지 시간을 지키지 않아도 되지만 시간 분배를 적절히 하면 그렇게 귀찮은 일도 아니다.

과일을 많이 먹으면 살이 찐다고들 하는데 그것은 배가 부르게 밥을 먹고 나서 후식으로 먹는 경우에나 해당한다. 식후에 과일을 먹는 습관이 언제부터 시작됐는지는 모르지만, 과일을 계속 그런 식으로 먹게 되면 결국 당질을 과잉 섭취하게 되어 살이 찐다.

아침 시간대를 포함해서 과일은 식사하기 30분 전에 먹는 것이 좋다. 그렇게 하면 효율적으로 효소를 섭취할 수 있고 식전에 혈당치가 적당히 올라 자연스럽게 과식을 막을 수 있다. 건강에는 '식후가 아니라 식전에 먹는 과일'이 좋다는 것을 기억하자.

나는 과일을 먹고 나서 아침을 먹는데, 시간이 없는 사람은 그대로 출근해도 된다.

만약 아침 식사(밥)를 하지 않는다면 과일 먹는 것까지 걸리는 시간은 1시간 정도다. 아침 8시에 집을 나서는 사람은 여유 있게 6시 30분 정도에 일어나면 신야식 아침 건강법 전체를 실천하고 출근 준비도 여유 있게 할 수 있다. 전날 밤에 식사를 준비해두고 아침 6시쯤에 일어나면 아침 식사도 할 수 있다.

저혈압 때문에 아침에 일어나는 것이 힘든 사람은 처음부터

무리할 필요는 없다. 대신 이 책에서 소개하는 신야식 식사건강법과 커피 관장을 실천하면 자연스럽게 체질이 개선되어 산뜻한 기분으로 아침을 맞이할 수 있게 될 것이다.

바쁜 생활을 지탱해준 것은
신야식 식사건강법이다

나는 아침 식사를 마치면 병원으로 출근해 저녁 무렵까지 환자를 진료한다. 거주하고 있는 뉴욕에서는 물론이고 일본에 잠시 머물 때도 고문을 맡고 있는 몇 곳의 병원에서 매일같이 환자를 돌본다. 이런 생활이 벌써 40년째다.

그래도 지금은 생활이 꽤 안정된 편이다. 옛날에는 하루에 만도 60~70차례나 내시경 검사나 수술을 했다. 중년에도 그런 중노동에 가까운 격무를 매일같이 해냈다. 내가 이렇듯 거뜬히 격무를 해낼 수 있었던 것은 바로 장이 건강했기 때문이다.

내시경 검사의 경험을 통해 장 건강이 얼마나 중요한지 깨닫고서는 내 몸을 대상으로 이런저런 건강법을 시험했다. 그 과정에서 얻은 성과의 하나가 신야식 식사건강법이다.

의사가 오히려 제 몸을 돌볼 줄 모른다는 말이 있다. 나는 그렇게 되지 않도록 바쁜 일과 속에서도 할 수 있는 건강법을 개발해 실천했다. 커피 관장도 그중 하나다.

그밖에 중요한 것이 몇 가지 더 있다. 물을 자주 마시는 것과 적당히 휴식을 취하는 것이다. 물은 아침 기상 후, 점심 식사와 저녁 식사 1시간 전에 각각 500~750㎖ 정도 되는 좋은 물을 마신다. 이것을 다 더하면 1.5~2ℓ가 되므로 내가 생각하는 하루 물의 필요량을 모두 마시는 셈이다. 잠자기 전에는 위를 비워야 하므로 더운 여름에 가볍게 목을 적시는 정도 외에는 잠자기 전에 물을 마시지 않는다.

아침 시간대와 마찬가지로 물을 마시고 30분쯤 지나서 신선한 과일을 먹는다. 요즘 보면 하루 세 끼를 다 먹으면서 그 사이에 빵, 과자, 청량음료 등의 간식을 먹는 사람이 많다. 식사 내용도 부실하고 운동도 제대로 하지 않으면서 간식만 열심히 챙겨 먹다가는 당연히 비만이나 생활습관병에 걸릴 위험이 높아진다.

단것이 먹고 싶을 때는 그런 간식보다 제철 과일을 먹는 것이 몸에 훨씬 더 바람직하다. 집에서는 물론이고 직장에서도 휴게실에서 사과나 귤을 먹거나 가끔씩 건포도나 건자두 같은 말린 과일(유기농)을 먹도록 한다.

앞에서도 말했지만 '식후에 먹는 과일'이 아니라면 과일은 원하는 만큼 먹어도 크게 살 찔 염려가 없다. 그런 걱정을 하기보다는 백설탕이 들어간 과자나 케이크를 찾는 습관부터 고치도록 한다.

'아침 배변'으로
상쾌한 하루를
맞는다

매일 아침 얼마 안 되는 시간이지만 거르면 안 되는 중요한 일과가 있다. 개운하게 변을 보는 것이다. 아침마다 시간에 쫓겨 아예 변을 볼 생각을 하지 않거나, 그나마 변을 보았더라도 변이 단단하거나 잔변감 때문에 배가 편하지 않은 사람이 많다. 이런 상태가 매일같이 지속되면 도저히 하루를 편하게 보낼 수 없다. 몸 상태만 나쁜 것이 아니라 짜증과 신경질이 잦아진다. 이래서는 긍정적인 사고 따위는 할 엄두도 내지 못한다.

이런 사람은 우선 장 건강부터 개선해야 한다. 그러기 위해서는 현미 같은 도정하지 않은 곡류와 제철 채소, 과일을 중심으로 한 신야식 식사건강법을 실천한다. 더불어 매일 아침 커피 관장으로 장을 깨끗이 청소한다. 커피 관장은 익숙해지면 15~20분에 끝낼 수 있으므로 아침마다 하면 개운하게 하루를 보낼 수 있다. 아침에 시간을 도저히 낼 수 없는 사람은 저녁 식사 후나 목욕 전과 같이 편한 시간에 해도 된다. 시간에 너무 얽매일 필요는 없다. 하루 일과로 생각하고 적당한 시간대를 찾아본다.

매일 아침 시원하게 변을 보게 되면 더 이상 아침에 잠자리에서 일어나는 것도 힘들지 않고 계단을 오르는 발걸음도 한결 가벼워질 것이다.

잠깐 눈 붙이는
습관으로
심신의 피로를 푼다

건강하려면 적당한 휴식이 필요하다. 일하는 틈틈이 5~10분쯤 잠깐 눈을 붙이는 습관을 들인다. 꼭 잠이 푹 들어야 되는 것은 아니다. 잠시 컴퓨터에서 물러나 눈을 감고 편히 쉬기만 해도 충분하다. 그렇게만 해도 쉴 틈 없이 일하느라 지친 세포들의 부담을 덜어주고 쌓인 피로를 풀 수 있다.

피곤한 몸으로 졸린 눈을 비벼가며 책상 앞을 지키는 것은 집중력 면에서 볼 때 결코 효율적이지 못하다. 주변 사람들 때문에 잠시 눈 붙이는 것이 신경 쓰인다면 점심시간에 10~15분쯤 낮잠을 자거나 잠시 밖에 나가 바람이라도 쐰다. 이렇게 해서 일하는 틈틈이 몸과 마음이 쉬는 시간을 마련한다.

워낙 바쁘고 스트레스가 많은 사회에서 생활하다 보면 낮에 밖에 나가 있는 동안에도 자신이 생각하는 것 이상으로 심신이 긴장하고 있을 때가 많다. 쉬는 것에 소홀하면 피로가 쌓여 정작 필요할 때 필요한 만큼의 능력을 발휘하지 못한다.

여러분 주변을 봐도 '일 잘하고 능력 있는 사람'이나 '늘 활기차고 생기 있는 사람'은 바쁜 일상에서도 나름대로 쉬는 방법을 터득한 사람들이다. 자신의 건강에는 소홀하면서 그저 일에만 근면 성실하다고 꼭 대단한 성과를 내는 것도 아니다. 잘 쉴 줄도 아는 사람들에게 휴식의 요령을 한 수 배워두는 것도 의미 있는 일이 될 것이다.

내가 일하는 병원에서는 점심 식사 후에 30분간 낮잠 시간을 정해두고 있다. 응급 상황이 아니라면 이 시간만큼은 전화 상담을 담당하는 직원 외에는 모두 소파나 의자에서 편한 자세로 쉬면서 몸과 마음에 쌓인 스트레스를 푼다.

근무 일과에 이런 휴식 시간을 두면 오히려 일의 효율이 오르는 사실을 안다면 '낮잠 제도'를 도입하는 회사도 늘어나지

않을까 싶다. 자신의 능력을 최대한 발휘하려면 가진 힘을 온
통 다 쓰기만 할 것이 아니라, 가끔은 적당히 힘을 빼서 긴장
을 풀 줄도 알아야 한다.

잠자기 전에
오늘 하루를
감사한다

나는 퇴근 후 별일이 없으면 곧장 집으로 돌아가 너무 늦지 않게 저녁을 먹는다. 식사는 현미밥이나 잡곡밥에 된장국 또는 채소 수프, 샐러드나 나물(익힌 채소), 해조류, 생선 등 신야식 식사건강법에 따라 주로 먹는다. 아침은 이보다 조금 간단하고, 점심은 밖에서 먹을 때도 있지만 보통은 병원에서 도시락을 먹는다.

저녁 식사를 마치면 거실에서 편히 쉬거나 방에서 책을 읽기도 하고 공부를 하기도 한다. 가끔은 취미로 연주하는 플루

트나 만도린, 하모니카를 연습하기도 한다.

요즘은 하고 싶은 게 너무 많아서 잠잘 시간이 부족한 것이 고민이라면 고민이다. 너무 늦게 자지 않도록 노력하고는 있지만 밤이 깊은 줄도 모르고 독서 삼매경에 빠지는 날도 있다. 이런 습관은 건강 면에서 바람직하지는 않다. 그렇다고 해서 무조건 오래 잘수록 좋은 것도 아니다. 수면의 질이 중요하기 때문이다.

하루 종일 이런저런 일이 있었지만 잠자리에 들면 일단 그런 근심거리를 모두 잊고 오늘 하루도 별 탈 없이 지낼 수 있었던 것에 감사한다. 이런 습관이 들면 잠 잘 시간이 부족할 때도 푹 잠들 수 있다. 그런 마음이 쉽게 들지 않는다면 '내가 생명활동을 영위할 수 있는 것은 내 몸을 이루는 60조 개나 되는 세포와 수많은 미생물이 열심히 일하는 덕분'이라는 사실을 깨달아야 한다. 이것은 관념적인 이야기가 아니라 내 세포를 건강하게 하고 내일을 위해 활력을 키우는 효과적인 건강법이다.

자신에게 소리 내서 감사의 말을 하고 천천히 여러 번 호흡을 하면 깊은 잠을 이룰 수 있다. 하루에 한 번 잠자기 전에라도 이런 감사의 마음을 가졌으면 한다.

면역력을
강화하는
7가지 생활습관

 지금까지 살펴본 하루 일과를 통해 장을 건강하게 하고 활기찬 삶을 누리기 위해 실천해야 할 7가지 키워드를 찾을 수 있다.

1. 좋은 식사
2. 좋은 물
3. 규칙적인 배변
4. 적당한 운동
5. 바른 호흡

6. 적당한 수면과 휴식

7. 사랑과 감사, 웃음과 만족감

이 7가지 키워드는 '면역력을 강화하는 7가지 생활습관'이 될 수 있다. 만약 여러분이 질병이나 갖가지 불쾌 증상에 시달리거나 중요한 순간에 힘을 발휘할 수 없을 만큼 기력이 쇠약해졌다고 느낀다면 이 7가지 기준 가운데 어느 하나를 충분히 지키지 않았기 때문이다.

이런저런 건강법이나 식사요법을 시도해도 체질이 개선되지 않는 사람도 마찬가지다. 성공하지 못한 데는 그럴 만한 이유가 있을 것이다. 무턱대고 어느 특정 방법을 맹신할 것이 아니라 몸과 마음에 이상이 나타나면 원점으로 돌아가 지금 자신에게 어떤 문제가 있는지, 무얼 어떻게 해야 하는지 냉정하게 따져봐야 한다.

이 7가지 키워드는 건강을 지키는 데 있어 가장 중요하고 기본적인 원칙이다. 이것을 여러분이 얼마나 충실하게 따르는지 스스로 알 수 있도록 키워드별로 체크 리스트를 작성했다. 각각에 대한 자세한 내용을 본문에서 찾아보면서 지금 자신에게 어떤 문제가 있는지를 명확하게 파악하길 바란다.

'좋은 식사'를 하기 위한
12가지 실천 사항

'좋은 식사'를 위한 실천 사항	예	아니오
1. 효소가 풍부한 익히지 않은 채소나 과일을 매일 먹는다.		
2. 도정하지 않은 곡류(현미나 잡곡밥)를 주식으로 먹는다.		
3. 낫토나 된장, 절임식품 같은 양질의 발효식품을 매일 먹는다.		
4. 채소, 과일은 유기 농산물로 고른다.		
5. 미역, 다시마, 김 등의 해조류를 매일 먹는다.		
6. 첨가물이 많은 가공식품이나 인스턴트식품 등은 너무 많이 먹지 않는다.		
7. 백설탕이나 유지류를 사용한 식품을 너무 많이 먹지 않는다.		
8. 육류, 우유·유제품 같은 동물성 식품의 섭취를 전체 섭취량의 15% 이하로 제한한다.		
9. 꼭꼭 잘 씹어 천천히 먹는다.		
10. 식사를 규칙적으로 하고 간식이나 야식은 먹지 않는다.		
11. 과음하지 않는다.		
12. 효소, 비타민, 미네랄이 부족하지 않도록 영양보조식품을 섭취한다.		

위의 12가지 항목 중에 '그렇다'에 해당하는 항목이 5개 이하라면 장이 나빠졌을 가능성이 있다. 지금 특별한 자각 증세가 없더라도 그대로 두면 질병이 생길 수 있으므로 현재 지키

지 않는 항목들은 지금부터 적극적으로 실천해야 한다.

특히 중요한 것이 항목 1의 '효소 섭취'와 항목 2의 '주식을 현미밥이나 잡곡밥으로 바꾸는 것'이다. 먼저 이 두 가지를 실천한 후에 점차 반찬에 해당하는 항목 3, 4, 5를 충실히 따라야 한다. 그러면 장 건강을 해치는 식품들(항목 7, 8)을 저절로 멀리하게 되고 그 식품들의 섭취량도 크게 줄어들 것이다.

항목 1~5에서 제시하는 식품들을 먹어도 몸 상태가 좋아지지 않는다면 항목 9~11의 생활습관(식습관)도 잘 지켜야 한다. 항목 12의 영양보조식품을 섭취하는 것도 장 건강을 회복하는 데 효과적이다.

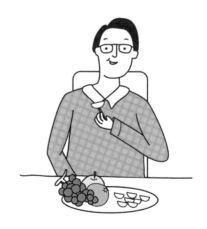

'좋은 물'을 마시기 위한
7가지 실천 사항

'좋은 물 섭취'를 위한 실천 사항	예	아니오
1. 아침에 일어나면 '좋은 물'을 마신다.		
2. 좋은 물을 하루에 1.5∼2 ℓ 쯤 마신다.		
3. 일하는 틈틈이 물을 마신다.		
4. 집에 정수기가 있어 '좋은 물'을 쉽게 마실 수 있다.		
5. 물 이외의 수분(차, 커피, 청량음료, 스포츠 드링크 등)을 너무 많이 마시지 않는다.		
6. 잠자기 전에는 물을 많이 마시지 않는다.		
7. 물을 마실 때는 너무 차지 않은 상온의 물을 마신다.		

위의 7가지 항목 중에 '그렇다'에 해당하는 항목이 3개 이하라면 몸에 필요한 '좋은 물'을 충분히 섭취하지 못하고 있을 것이다.

좋은 물은 앞서 설명한 대로 혈액의 오염을 정화하고 세포의 젊음을 되찾는 데 중요한 역할을 한다. 물이 우리의 생명을 키우고 있다는 사실을 다시 한 번 확실히 알아야 한다.

항목 1∼3에서는 '좋은 물'을 마시기 위한 구체적인 방법을 제시하고 있다. 항목 4는 항목 1∼3을 지키는 데 꼭 필요한 일종의 투자인 셈이다. 정수기를 곧바로 설치하지 못할 때는 시판 생수를 이용한다. 정수기 사용을 권장하는 것은 수돗물을 그대로 마시거나 조리에 사용하면 안 되기 때문이다. 끓이면 괜찮겠지 하는 안이한 생각은 하지 말고 물을 마실 때는 항상 내 몸의 세포에 도움이 될 수 있는지를 의식하며 마신다.

항목 5는 이미 설명한 그대로다. 피부에 탄력이 없고 건조하다면 자신이 평소에 얼마나 '물'을 잘 마시지 않는지 생각해봐야 한다. 항목 6, 7도 꼭 지켜야 한다. 찬물, 찬 맥주 등 찬 것을 단숨에 들이켜는 버릇은 세포 노화를 촉진하는 지름길이다. 아무리 더워도 장을 혹사해서는 안 된다.

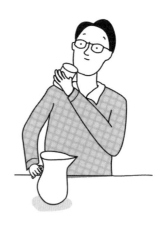

'바른 배설'을 하기 위한
6가지 실천 사항

'바른 배설'을 위한 실천 사항	예	아니오
1. 식이섬유가 풍부한 음식을 충분히 먹는다.		
2. 동물성 식품을 너무 많이 먹지 않는다.		
3. 매일 규칙적으로 식사를 한다.		
4. 과도한 스트레스나 고민을 갖지 않는다.		
5. 변비가 생겨도 설사약이나 약제를 사용한 관장은 하지 않는다.		
6. 커피 관장을 매일 한다.		

위의 6가지 항목 중에 '그렇다'에 해당하는 항목이 3개 이하라면 '바른 배설'을 하지 못하고 변비를 겪고 있을 것이다.

본인이 자각하지 못하더라도 '하루 종일 변을 보지 못하는 것'을 당연하게 생각한다면 분명히 변비가 있는 것이다. 그런 사람은 평소에 항목 1, 2를 잘 지키고 있는지 확인해본다. 변비로 고생하는 사람들 대다수는 식이섬유가 적고 소화가 잘되지 않는 동물성 식품(육류, 우유·유제품)이나 정제한 곡류(흰밥, 빵, 파스타, 면류) 위주의 식사를 하는 경향이 있다. 또 평소 조리할 때 질 나쁜 기름을 많이 쓰거나, 외식을 할 때 튀긴 음식을 즐겨 먹는지도 모른다.

항목 3, 4에 '그렇지 않다'고 대답한 사람은 생활이 불규칙하고 만성적인 스트레스에 시달리는 경우가 많다. 항목 5에 나오는 대증요법에 의존하면 도리어 장 건강이 악화된다. 식생활을 바꾸는 데 시간이 좀 걸리겠다 싶으면 우선 항목 6의 커피 관장을 하는 것도 효과적이다.

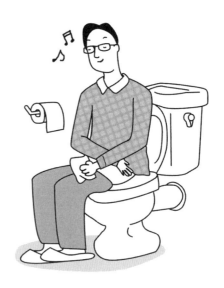

'적당한 운동'을 하기 위한
7가지 실천 사항

'적당한 운동'을 위한 실천 사항	예	아니오
1. 아침에 일어나면 스트레칭이나 맨손체조를 한다.		
2. 평소에 되도록 자주 걸어 다니려고 애쓴다.		
3. 신체활동이 적은 업무를 할 때는 틈틈이 스트레칭을 한다.		
4. 목욕 후에 스트레칭이나 맨손체조를 한다.		
5. 몸이 따뜻해질 정도의 부담 없는 운동을 한다.		
6. 기분을 전환하고 활력을 재충전할 수 있는 스포츠 활동이나 취미생활을 한다.		
7. 평소에 햇볕을 자주 쬔다.		

위 7가지 항목 중에 '그렇다'에 해당하는 항목이 3개 이하라면 평소에 몸을 움직이는 기회가 많이 부족한 상태다. 너무 격렬한 운동은 몸속에 활성산소를 발생시켜서 오히려 건강에 좋지 않지만, 그렇다고 신체활동이 지나치게 적으면 대사에 지장이 생긴다. 그러니 꼭 운동다운 운동을 하지 않더라도 평소에 몸을 자주 움직여주면 혈액이나 림프액의 흐름이 원활해지고 체내 효소의 활성화도 촉진된다. 특히 기공이나 태극권처럼 호흡을 다스려가며 느리게 움직이는 운동은 온몸의 체

액이나 기의 흐름을 바로잡는 데 매우 효과적이다.

'적당한 운동'은 말 그대로 정도에 알맞아야 하므로 운동 자체가 스트레스가 돼서는 안 된다. 쉬는 날에 친한 사람들끼리 모여 소프트볼이나 축구를 한다거나, 퇴근길에 잠시 스포츠센터에 들러 수영이나 에어로빅을 하는 정도라면 심신의 긴장을 푸는 데 도움이 된다. 그러나 무리한 운동은 몸에 스트레스를 주어 결국 비명을 지르게 만든다. 체력 단련이라는 명목으로 스스로를 괴롭히고 있지 않나 생각해봐야 한다.

즐겁지 않은 운동은 건강에 보탬이 되지 않는다. 항목 5와 6에 '그렇다'라고 대답한 사람도 지금 내가 하는 운동이나 취미활동이 과연 내게 알맞은 것인지 자주 생각해봐야 한다.항목 7의 햇볕을 자주 쬐는 것도 생명력을 높이는 데 매우 중요하다. 다만 자외선에 지나치게 노출되지 않도록 주의해야 한다. 자외선에 의한 손상이 반복되면 오히려 몸에 부담을 주기 때문이다.

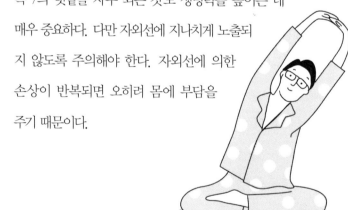

'바른 호흡'을 하기 위한
5가지 실천 사항

'바른 호흡'을 위한 실천 사항	예	아니오
1. 아침에 일어나면 천천히 심호흡을 한다.		
2. 일하는 틈틈이 천천히 심호흡을 한다.		
3. 잠자기 전에 천천히 심호흡을 한다.		
4. 심호흡을 할 때는 아랫배(단전)를 사용하는 복식호흡을 한다.		
5. 입이 아니라 코로 호흡한다.		

위 5가지 항목 중에 '그렇다'에 해당하는 항목이 2개 이하라면 평소 '바른 호흡'에 소홀한 것이다. 여기서는 몸과 마음의 긴장을 풀어 부교감신경 활성화에 효과를 내는 호흡을 '바른 호흡'이라고 한다. 우리는 잠잘 때나 깨어 있을 때나 잠시도 쉬지 않고 무의식적으로 호흡을 한다. 의식하지 않고도 숨을 쉴 수 있는 것은 호흡이 자율신경의 지배를 받기 때문이다. 자율신경에는 두 종류가 있는데, 하나는 우리 몸이 활발히 움직일 때 기능하는 교감신경이고 다른 하나는 자거나 쉬면서 긴장이 풀렸을 때 기능하는 부교감신경이다. 스트레스, 수면 부족, 불규칙한 식생활로 인해 자율신경의 균형

이 무너져 교감신경이 지나치게 우세하면 흥분 상태에 빠지게 된다.

그런데 호흡은 자율신경과 어떤 관계가 있을까? 교감신경이 우세하면 공격적이 되고 활동력이 강해지므로 그만큼 호흡이 얕아진다. 이와 반대로 부교감신경이 우세하면 몸과 마음이 차분해지고 안정되므로 호흡이 느리고 깊어진다.

현대인들의 호흡이 왜 얕고 빠른지 이제 잘 알았을 것이다. 항목 1~3에서처럼 일상의 다양한 상황에서 의식적으로 숨을 깊고 느리게 쉬는 습관을 들이면 부교감신경을 활성화시킬 수 있다.

특히 항목 4의 복식호흡을 하면 배를 부풀리고 집어넣는 동작을 반복하게 돼서 장 활동이 활발해지고 이로 인해 심리적으로도 편해지고 차분해진다. '속이 편하다'거나 '속이 풀리다'라는 말로도 표현하는 이런 정신적인 안정감은 깊고 느린 호흡 즉 복식호흡으로도 얻을 수 있다.

항목 5에서 말한 것처럼 입으로 숨을 들이쉬는 입 호흡을 계속하면 공기 속에 있는 세균이나 바이러스, 먼지 따위를 코의 점막이나 털이 걸러내지 못해 몸속으로 그대로 들어오게 되므로 여러 가지 질병의 원인이 된다. 또 장에 유해균이 번식하게 돼서 장 상태가 나빠질 수도 있으므로 평소에 입을 벌려 숨을 쉬거나 걸을 때 자주 입을 벌리는 사람은 빨리 코로 숨 쉬는 버릇을 들여야 한다.

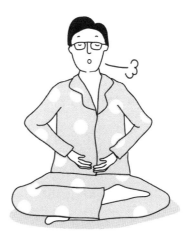

'적당한 수면과 휴식'을 위한 5가지 실천 사항

'적당한 수면과 휴식'을 위한 실천 사항	예	아니오
1. 낮에 잠시 눈을 붙이는 습관이 있다.		
2. 점심 식사 후에 낮잠을 잔다.		
3. 수면 시간이 늘 충분하다.		
4. 휴식 시간이나 휴일에는 일을 쉰다.		
5. 지나치게 일에만 매달리지 않는다.		

위 5가지 항목 중에 '그렇다'에 해당하는 항목이 2개 이하라면 평소에 '적당한 수면과 휴식'을 취하지 못하고 있는 것이다.

항목 1~4에서는 시간은 물론이고 수면과 휴식의 질도 따져야 한다. 잘 쉬어야 일도 잘할 수 있기 마련이다. 잠잘 시간은 충분하지만 깊은 잠을 이루지 못하는 사람은 '좋은 식사를 하기 위해 지켜야 하는 12가지 항목'(173쪽)을 다시 한 번 찾아본다. 밤늦게 식사를 하거나 간식을 먹고 배가 부른 상태로 잠자리에 드는 것은 아닌지, 평소에 식사를 불규칙하게 하지는 않는지도 확인한다. 소화가 안 된 상태로 잠자리에 들면 내장 기관이 계속 활동해야 하므로 소화효소를 낭비하고 아무리

피곤해도 숙면을 취할 수 없게 된다.

카페인의 과다 섭취도 숙면을 방해한다. 커피가 아니라 차, 콜라, 초콜릿처럼 카페인이 많이 들어 있는 것을 자주 먹어도 마찬가지의 해가 나타난다. 음식과 수면의 관계도 가볍게 볼 수 없으므로 이런 식품은 되도록 먹지 않도록 한다. 잘 때 입을 벌리고 자는 사람은 입 호흡을 방지하는 기구나 테이프 등을 이용해서 코로 호흡하는 버릇을 들이도록 한다.

항목 5에서처럼 너무 일에만 몰두하면 교감신경이 우세해져서 편안하게 잠들지 못한다. 앞서 말했듯이 장을 건강하게 만들어 심리적인 안정을 찾는 방법도 효과적이다.

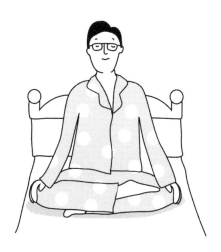

'사랑과 감사', '웃음과 만족감'을 갖기 위한 5가지 실천 사항

'사랑과 감사', '웃음과 만족감'을 갖기 위한 실천 사항	예	아니오
1. 잠자리에 들기 전에 감사하는 마음을 갖는다.		
2. 평소에 '고맙습니다', '사랑합니다'라는 말을 자주 한다.		
3. 실컷 웃을 수 있는 기회를 자주 갖는다.		
4. 매사를 긍정적으로 생각한다.		
5. 업무나 취미활동에서 만족감과 보람을 느낀다.		

위 5가지 항목 중에 '그렇다'에 해당하는 항목이 2개 이하라면 일상의 스트레스나 피로, 고민, 과로로 인해 정신적인 균형을 제대로 유지하지 못하고 있는 것이다.

정신적인 문제는 생각만큼 쉽게 해결되지 않지만 장이 건강해지면 심리적으로 편안해지므로 그런 문제에 맞설 수 있는 기력과 체력이 생기고 감사하는 마음도 표현할 수 있게 된다.

그런 감사의 마음은 눈에 보이지 않지만 자신이나 상대에게 유익한 에너지를 전달한다. "고맙습니다"라는 말이 쉽게 나오지 않는다면 아직 장의 상태가 안정되지 않았다고 생각하면 된다. 악화된 장을 그대로 두면 자꾸 부정적인 생각만 든다.

항목 1~4를 자주 의식하면서 장 건강을 최우선으로 삼는다.

변비가 심하거나 스트레스성 과민성대장염에 시달리는 사람은 매일 커피 관장을 하면 증세가 나아지고 기분도 밝아질 것이다. 이런 변화가 금세 나타나지 않더라도 초조해할 필요는 없다. 장 건강을 위해 필요한 것을 차근차근 해 나가면 된다.

기분이 좀 안정되었다면 이번에는 항목 5에서 말한 것처럼 보람을 찾고 만족감을 느낄 수 있는 일에 시간을 보낸다. 삶의 목표를 찾으면 이 항목을 더 흔쾌히 받아들일 수 있을 것이다.

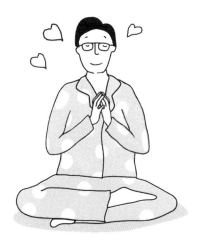

신야 히로미의
건강 비결,
이것이 더 궁금하다

커피관장에 대한 궁금증들

Q1_ 시판 커피로 커피 관장을 해도 될까요?

A1_ 시판 커피음료를 관장액으로 쓸 때 문제가 되는 것은 원두의 안전성이다. 시판 커피음료는 대부분 로브스타 같은 값싼 원두로 만드는데, 이런 원두는 재배할 때 제초제나 살충제, 살균제 같은 농약을 많이 쓴다. 게다가 창고에 오래 보관하기 위해 방충을 목적으로 브롬화메틸 같은 강력한 약제를 사용해서 훈증을 하기도 한다.

커피는 농산물 중에서도 특히 농약을 많이 쓰는 것으로 알려져 있다. 그런 만큼 원료를 잘 고르지 않는 이상 건강에 좋을 것이 없다. 커피 관장의 목적은 커피액을 직접 장에 넣어 장의 상태를 개선하는 것이므로 관장액에 쓸 커피는 유기 재배되고 엄격하게 관리된 것이어야 한다. 커피 관장용 커피를 사용하는 것이 안전하고 효과적이다.

Q2_ 커피 관장을 하면 항문에 상처가 나지 않을까요?

A2_ 커피 관장에 사용하는 기구는 부드러운 실리콘으로 만든 것이라서 항문에 주입할 때 아프거나 상처가 나지 않는다. 잘 들어가지 않을 때는 튜브 끝의 주입구에 관장용 젤이나 참기름을 바르면 된다.

Q3_ 치질이 있을 때 커피 관장을 해도 될까요?

A3_ 치질이 있으면 증상의 정도에 따라 커피 관장 시 통증을 느낄 수도 있다. 특히 항문 주위에 염증이 있을 때는 의사와 반드시 상의해야 한다.

Q4_ 아이에게 변비가 있는데, 커피 관장을 해도 괜찮을까요?

A4_ 식생활이 서구화되면서 요즘에는 변비로 고생하는 아이들이 많다. 아이가 만 열 살이 넘었다면 장의 상태를 개선하기 위해 어른과 마찬가지로 커피 관장을 해도 된다. 다만 초기에는 커피 관장액을 300~500㎖ 정도의 소량부터 시작하는 것이 좋다.

191

Q5_ 임신한 뒤로 변비가 생겼는데 임신 중에 커피 관장을 해도 될까요?

A5_ 임신 중에는 호르몬에 변화가 생기기 때문에 변비가 오기 쉽다. 그러나 임신부마다 상태가 다르기에 커피 관장은 권할 수가 없다. 임신 중의 변비는 식생활과도 크게 관련이 있다. 소화가 잘 안 되는 동물성 식품을 자주 먹으면 임신 중이 아니더라도 변비가 쉽게 생긴다. 뱃속의 아기를 위해서라도 식생활에 주의하는 것이 우선이다.

이 책을 참고로 장을 건강하게 만드는 신야식 식사건강법을 실천하는 것도 좋다. 동물성 식품(육류, 우유·유제품)의 섭취를 줄이고 주식을 현미로 바꾸어 천천히 잘 씹어 먹는 습관을 들이면 몸 상태도 많이 달라질 것이다. 또 효소가 풍부한 과일을 식전에 먹고 좋은 물을 충분히 마시면 더욱 효과적이다.

Q6_ 변비가 심한데 커피 관장을 하루에 여러 번 해도 될까요?

A6_ 커피 관장은 하루에 한두 번이 원칙이다. 매일 정해진 시간에 하면 한 번만 해도 충분한 효과를 얻을 수 있다. 그러나 변비가 심할 때는 아침저녁으로 한 번씩 해도 된다. 그러다 상태가 회복되면 하루에 한 번으로 줄이길 바란다. 지나쳐서

좋은 것은 없기 때문이다. 또 효과가 빨리 나타나지 않는다고 너무 조급해할 필요도 없다. 커피 관장과 함께 신야식 식사건 강법을 실천하면서 몇 달 정도 시간을 두고 천천히 체질을 개선하면 몸에 무리가 가지 않는다.

만약 변비가 없다가 최근 들어 갑자기 변을 잘 보지 못하게 되었다면 암을 의심할 수 있으므로 의사와 상담해서 대장 검사를 받는 것이 좋다.

Q1_ 요구르트를 먹으면 장이 좋아진다고들 하는데, 정말 그런가요?

식사건강법에 대한 궁금증들

A1_ 오랫동안 내시경 검사를 해온 경험상 요구르트를 일상적으로 먹는 사람의 장 상태는 그다지 좋은 편이 못 된다. 요구르트는 유산균을 함유한 우수한 발효식품이지만 앞서 말했듯이 그 유산균이 반드시 장까지 무사히 도달해서 장에 있던

다른 균(상재균)과 공생할 수 있는 것은 아니기 때문이다.

그보다도 요구르트의 원료인 우유에 함유된 유당의 작용이 더 걱정스럽다. 유당을 분해하는 효소(락타아제)가 부족해 유당불내증이 있는 사람이 우유나 유제품을 먹으면 설사를 하는 등 배탈이 날 때가 많다. 요구르트를 먹었더니 변비가 나았다는 사람도 사실은 이런 설사 증세를 '유산균의 효과'로 잘못 알고 있는 경우가 흔하다.

요구르트를 비롯한 치즈, 버터, 생크림의 원료인 우유는 대부분 인공수정으로 임신한 젖소에서 나온 것이라 다량의 여성호르몬이 들어 있다. 이런 여성호르몬은 고온 살균해도 변성되지 않기 때문에 우유·유제품과 함께 그대로 섭취된다. 요즘은 우유 급식을 하는 학교가 많아 성장기 아이들이 매일같이 여성호르몬을 섭취하게 되는데, 일부에서는 이것을 정자의 이상이나 유방암을 일으키는 원인의 하나로 지적한다.

이처럼 우유·유제품에는 여러 가지 문제점이 있다. 요구르트를 마신다면 식물성 유산균으로 발효시킨 두유 요구르트가 좋다. 우유로 만든 요구르트는 장 건강을 해치는 것 외에 우리 몸에 또 다른 영향을 미칠 우려가 있기 때문이다.

Q2_ 변비가 심해서 센나, 알로에 등을 복용하고 있다. 이런 약초류에도 변비를 치료하는 효과가 있을까요?

A2_ 콩과 식물인 센나는 한방 생약의 설사약으로 알려져 있지만, 작용이 너무 강해서 장 점막이 검게 변색하는 색소침착증이 일어날 위험이 있다.

알로에는 아프리카 원산의 다육식물로 알로에 아보레센스나 알로에베라 같은 종류가 잘 알려져 있다. 이집트나 중국에서는 예부터 설사약으로 썼는데, 알로에도 섭취량이 지나치면 오히려 장의 상태가 나빠지고 색소침착증이 일어날 수 있다.

한약도 약이므로 변비에 좋다고 한 가지 약초만 매일같이 복용하면 색소침착증 같은 부작용이 나타나게 된다. 더구나 몸(위)이 그 자극에 익숙해지면 더 이상 약이 듣지 않게 돼서 자꾸 복용량을 늘리게 된다.

이런 점은 서양의학의 의약품과 다를 바가 없다. 내가 책이나 강연에서 거듭 강조하는 대로 약은 독이기도 하다. 이 점을 꼭 기억해서 약을 함부로 사용하지 않도록 한다.

Q3 _ 변비를 막거나 치료하는 데 효과적인 식사법은 무엇인가요?

A3 _ 식이섬유가 풍부한 해조류(다시마, 미역, 톳, 한천, 큰실말 등)나 뿌리채소(고구마, 토란, 우엉 등), 도정하지 않은 곡류, 콩류, 곤약 등을 충분히 섭취해야 한다. 바빠서 식사를 제대로 못할 때도 있겠지만 밥은 꼭 챙겨 먹어야 한다. 주식을 백미에서 도정하지 않은 곡류(현미나 잡곡)로 바꾸기만 해도 꽤 많은 양의 식이섬유를 섭취할 수 있다. 우선 이런 주식을 기본으로 하고 차츰 반찬에도 신경을 쓰도록 한다.

과일처럼 효소가 풍부한 식품을 자주 먹고 좋은 물을 평소에 충분히 마시면 소화가 잘되고 온몸의 대사가 활성화된다. 결과적으로 장내 유익균이 늘어나 정장 작용이 촉진되기 때문에 변비 증세도 차츰 좋아진다.

처음부터 완벽한 식생활을 목표로 삼으면 부담이 생겨 제대로 실천할 수 없다. 초기 단계에서는 커피 관장 등을 병용해서 몸에 무리를 주지 않는 범위에서 서서히 체질을 개선해가는 것이 좋다.

Q4 _ 식사법 외에 변비를 치료하는 효과적인 방법은 무엇인가?

A4 _ 변비가 있을 때는 장 마사지가 좋다. 그중 하나가 '배 마사지'다(196쪽 참조).

배 마사지를 마치면 다음은 '아랫배 마사지'를 한다(196쪽 참조). 아랫배 마사지는 위를 보고 눕거나 의자에 앉은 자세로도 할 수 있다. 누워서 하는 것이 손으로 주무르기에는 쉽지만 일하는 틈틈이 의자에 앉아서 '배를 문지르거나' '양손으로 주무르기'만 해도 효과가 있다. 목욕할 때 욕조에 앉아서 하거나 목욕 후 쉴 때 해도 좋다. 커피 관장에 익숙해지면 배설력을 높이기 위해 커피 관장액을 주입한 후에 30초에서 1분쯤 배를 마사지한다.

엄마가 아이의 배나 머리를 부드럽게 쓰다듬어주면 기분이 안정되어 울음을 그치는 것처럼 피로하고 지친 자신의 몸(장)을 어루만져 낫게 하는 느낌으로 마사지한다. 그 손이 바로 약손이다

●● 변비에 좋은 장 마사지법

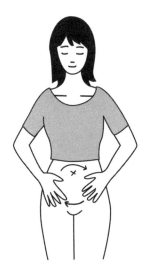

《 배 마사지

한쪽 손바닥을 아랫배에 대고 시계 방향으로 천천히 원을 그리듯이 배꼽 둘레를 문지른다. 세게 눌러가며 하지 않아도 된다. 배를 편하게 한다는 마음으로 마사지하는 것이 요령이다.

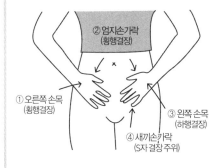

② 엄지손가락
(횡행결장)

① 오른쪽 손목
(횡행결장)

③ 왼쪽 손목
(하행결장)

④ 새끼손가락
(S자 결장 주위)

《 아랫배 마사지

양손을 아랫배에 대고 손끝을 사용해 조금 세게 주무른다. 이때 배 전체를 감싸듯이 양손의 엄지손가락은 횡행결장 가까이에 두고 새끼손가락은 S자 결장 가까이에 둔다. 배를 만졌을 때 단단하게 느껴지는 곳이 있다면 그곳에 변이 쌓여 있을 수 있으므로 중점적으로 마사지한다.

'속 시원한 삶'을 기약하며

저자는 우리 몸의 건강을 장이 쥐고 있기 때문이라고 답한다. 장이 건강해지면 삶도 달라진다고까지 말한다. 사실 심각한 장 질환이 아니더라도 어쩌다 변비나 설사를 한두 번만 겪어도 장 건강의 중요성을 알게 된다. 며칠째 아랫배가 더부룩해서는 무얼 해도 신이 나지 않고, 화장실을 들락날락거리며 묽은 변을 본 날은 등도 곧게 펴지 못하고 다리에 힘도 들어가지 않는다. 이런 고민은 남들에게 선뜻 터놓지도 못한다. 게다가 변비나 설사의 가장 큰 원인이자 치료제도 될 수 있는 음식 앞에서는 감히 말도 못 꺼내니 이래저래 적극적으로 장 건강을 챙기기가 어렵다. 대부분의 건강 서적도 먹어서 몸속으로 들여보내는 것에 집중하느라 먹은 것을 몸밖으로 내보내는 것에는 소홀하다.

그러고 보니 나도 장 건강의 중요성을 절실히 느낀 적이 있다. 배변의 영향이 고스란히 아기 몸에 나타났을 때다. 아기는 변을 제대로 보지 못하면 그 영향이 금세 나타난다. 숙변이 될 틈도 없다. 젖도 물려고 하지 않고 심하게 울고 보채기도 한다. 조금만 굳은 변을 봐도 얼굴이 온통 새빨개지고 끙끙거린다. 그래서 배변은 아기 건강의 척도가 된다. 변을 잘 봐야 아기 몸도 엄마 마음도 편하다. 그러다 아이가 혼자 화장실을 갈 만큼 크면 그새 변에 신경을 쓰지 않게 된다. 하물며 어른들은 어떻겠는가. 내 몸이 보내는 신호는 들은 체도 않고 있다 결국 몸에 심각한 불쾌증상이나 질병이 생기고 나서야 장 건강을 챙기기 시작한다.

이렇게 중요한 장이 깨끗해지고 건강해지는 효과에 비하면 저자가 제안하는 신야식 식사건강법은 실천하기에 크게 까다롭지 않다. 효소가 풍부한 식품을 적극적으로 먹고, 좋은 물을 충분히 마시며, 보조적으로 커피 관장을 실천해 장을 정화하는 것이다. 평소 먹을거리를 고를 때 맛과 영양성분을 따졌다면 지금부터는 생명이 깃든 살아 있는 식품인지를 따지면 된다. 이런 수고쯤은 감수해야 건강을 얻지 않을까.

관상도 심상만 못하다 하던데, 마음이 편하려면 저자의 표현대로 '제2의 뇌'인 장이 건강해야 한다. 좋은 장상(腸相)을 만들어 밝은 표정으로 활기차게 생활하려면 우선 내 몸속에 쌓인 노폐물과 독소를 말끔히 내보내야 한다. 그래야 '속 시원한 삶'을 기약할 수 있다.

_ 윤혜림

옮긴이_**윤혜림**

서울대학교 건축학과를 졸업했다. 일본 교토대학에서 건축학 전공으로 공학석사 학위를 받고, 동 대학에서 건축환경공학 전공으로 공학박사 학위를 받았다. 한국표준과학연구원에서 일했고, 지금까지 전공과 관련하여 5권의 책을 내고 7권의 책을 옮겼다.

최근에《생활 속 면역 강화법》,《부모가 높여주는 내 아이 면역력》,《근육 만들기》,《면역력을 높이는 밥상》,《면역력을 높이는 생활》,《혈압을 낮추는 밥상》,《콜레스테롤 낮추는 밥상》,《나를 살리는 피, 늙게 하는 피, 위험한 피》,《마음을 즐겁게 하는 뇌》,《내 몸 안의 숨겨진 비밀, 해부학》,《내 아이에게 대물림되는 엄마의 독성》을 비롯한 건강서와 자기계발서《잠자기 전 5분》,《코핑》, 자녀교육서《엄마의 자격》등을 번역했다.

좋은 책의 첫 번째 독자로서 누리는 기쁨에 감사하며, 번역을 통해 서로 다른 글을 잇는 다리를 놓아 저자의 지식과 마음을 독자에게 충실히 전달하려 한다.

면역력을 높이는 장 해독법

개정판 1쇄 발행 ㅣ 2023년 1월 31일
개정판 2쇄 발행 ㅣ 2023년 12월 29일

지은이 ㅣ 신야 히로미
옮긴이 ㅣ 윤혜림
펴낸이 ㅣ 강효림

편   집 ㅣ 곽도경·김자영
표지디자인 ㅣ 디자인 봄바람
내지디자인 ㅣ 주영란

용   지 ㅣ 한서지업(주)
인   쇄 ㅣ 한영문화사

펴낸곳 ㅣ 도서출판 전나무숲 檜林
출판등록 ㅣ 1994년 7월 15일·제10-1008호
주   소 ㅣ 10544 경기도 고양시 덕양구 으뜸로 130
             위프라임트윈타워 810호
전   화 ㅣ 02-322-7128
팩   스 ㅣ 02-325-0944
홈페이지 ㅣ www.firforest.co.kr

ISBN ㅣ 979-11-88544-94-3 (13510)

전나무숲 건강편지를
매일 아침, e-mail로 만나세요!

전나무숲 건강편지는 매일 아침 유익한 건강 정보를 담아 회원들의 이메일로
배달됩니다. 매일 아침 30초 투자로 하루의 건강 비타민을 톡톡히 챙기세요.
도서출판 전나무숲의 네이버 블로그에는 전나무숲 건강편지 전편이 차곡차곡
정리되어 있어 언제든 필요한 내용을 찾아볼 수 있습니다.

http://blog.naver.com/firforest

'전나무숲 건강편지'를 메일로 받는 방법
forest@firforest.co.kr로 이름과 이메일 주소를 보내주세요.
다음 날부터 매일 아침 건강편지가 배달됩니다.

유익한 건강 정보,
이젠 쉽고 재미있게 읽으세요!

도서출판 전나무숲의 티스토리에서는 스토리텔링 방식으로 건강 정보를
제공합니다. 누구나 쉽고 재미있게 읽을 수 있도록 구성해, 읽다 보면 자연스럽게
소중한 건강 정보를 얻을 수 있습니다.

http://firforest.tistory.com

스마트폰으로 전나무숲을 만나는 방법

네이버 블로그   다음 블로그